1. Auflage
Printed in Germany

ISBN 978-3-931906-31-3

Chris Ley

Die Welle deines Lebens

erfolgreich • fit • motiviert

Mit einem Vorwort von Stephan Stiefenhöfer
Mehrfacher Welt- und Europameister Kanu-Wildwasser

www.anapublishers.de
ANA Publishers

Inhalt

„Ein Buch, dass mir aus der Seele spricht.
Für mich als ehemaligen Hochleistungssportler und jetzigen Hobby-Leistungssportler hatte das Thema Motivation schon immer allerhöchste Priorität. Ohne konkrete Ziele ist die Umsetzung von Vorhaben nicht möglich, ob sportlich, beruflich oder in sonstigen Lebensbereichen.

Ich persönlich habe dann meistens festgestellt:
Eigentlich war der Weg das Ziel!!

Dieses Buch ist die optimale Lektüre für jeden, der noch etwas vor hat im Leben.

Stephan Stiefenhöfer

Mehrfacher Welt- und Europameister Kanu-Wildwasser, 27-facher Deutscher Meister,
seit 2012 begeisterter, Stand Up Paddler und Trainingskumpel von Chris Ley

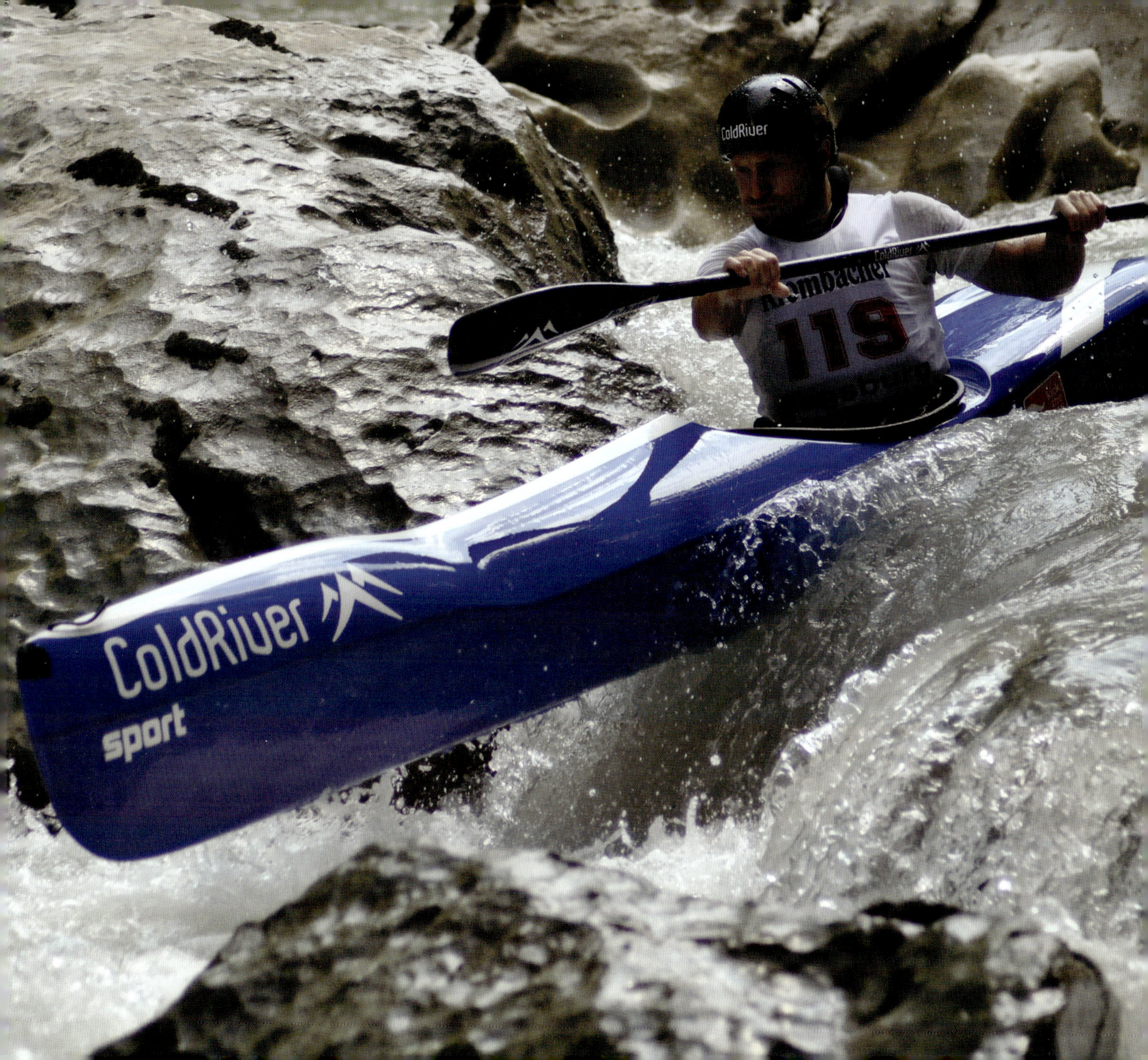
ColdRiver
119
ColdRiver
sport

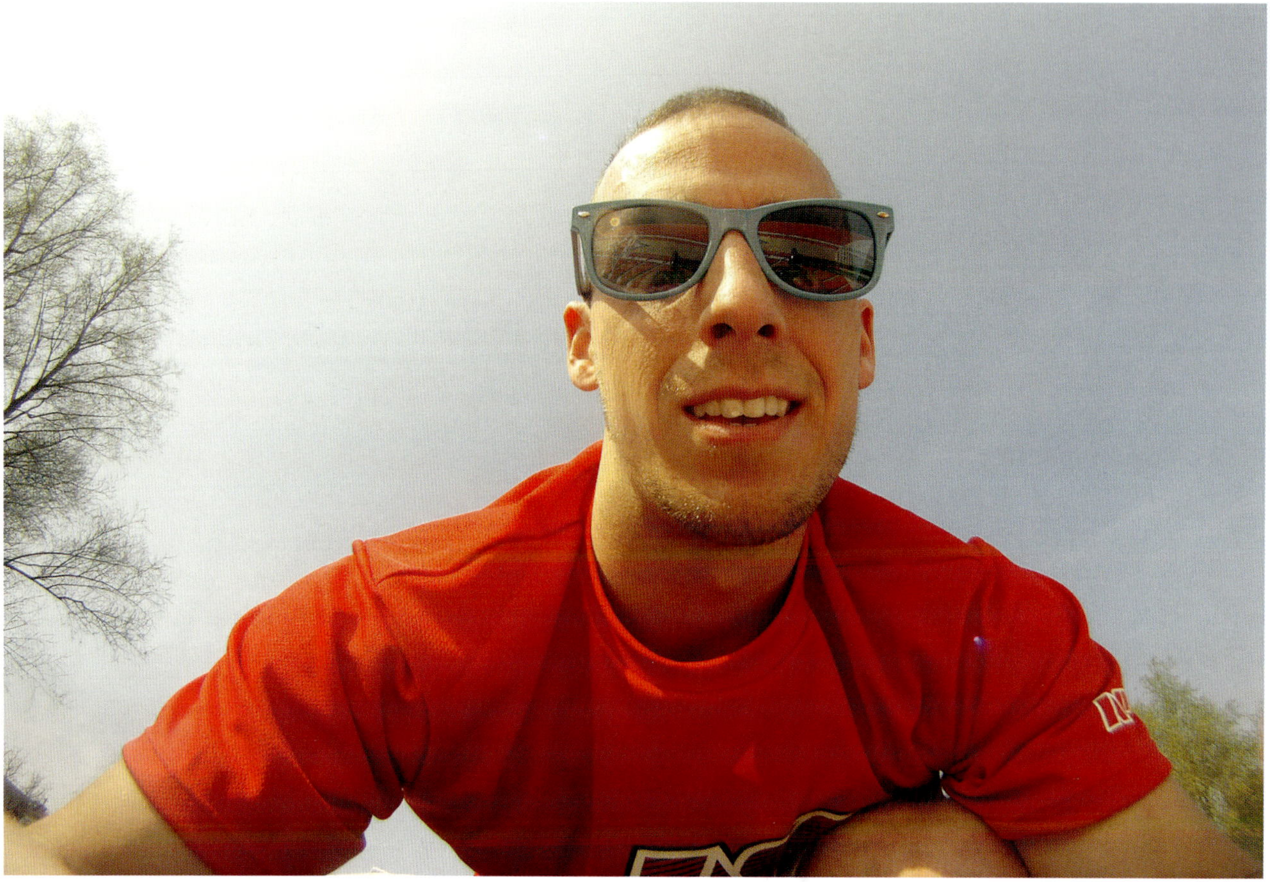

Ein paar Worte vorab ...

Auf der Welle der Veränderung

Du willst etwas in deinem Leben verändern. Endlich gesünder und aktiver sein. Dich wieder wohler fühlen. Ein neues Ziel anpeilen und auch erreichen.
Ich bin Coach und Surfer, daher verbinde ich diese Welten gern. Intensiv leben, das Dasein genießen wie einen sonnigen Tag am Meer, nach dem man erschöpft und glücklich einschläft... träumst du von solch einem Leben? In diesem Buch erfährst du, wie du deinen Traum in die Tat umsetzen kannst. Du wirst erfahren, was in einem Menschen passiert, wenn er sich entschließt, eine Herausforderung anzunehmen. Ich werde dich dabei unterstützen aufzuspüren, was dich antreibt. Denn egal, ob in der Arbeit, in Beziehungen oder beim Sport – immer ist es wichtig, zuerst zu erfahren, was man wirklich möchte. Wenn du das weißt, läuft es wie von selbst: Du hast dann die Welle gefunden, die dich trägt. Wenn du es wirklich willst, kannst du deine Ziele erreichen. Es kommt vor allem darauf an, dass du deinen ganz persönlichen Weg zu deinem Ziel findest. Dieses Buch bietet dir das nötige Wissen, um den Weg einzuschlagen, der individuell zu dir passt: genau deinen Weg.
Du musst nicht unbedingt selbst zum Surfer werden. Vielleicht entdeckst du beim Lesen, dass du etwas ganz anderes willst. Aber auch dann hast du einen Erfolg erzielt. Denn du hast herausgefunden, welche Motive dich antreiben, welcher Weg der richtige für dich ist und zu welchem Ziel du strebst.

Viel Erfolg und viel Spaß
bei deinem Start in ein neues, verändertes Leben.

Hang loose
Chris

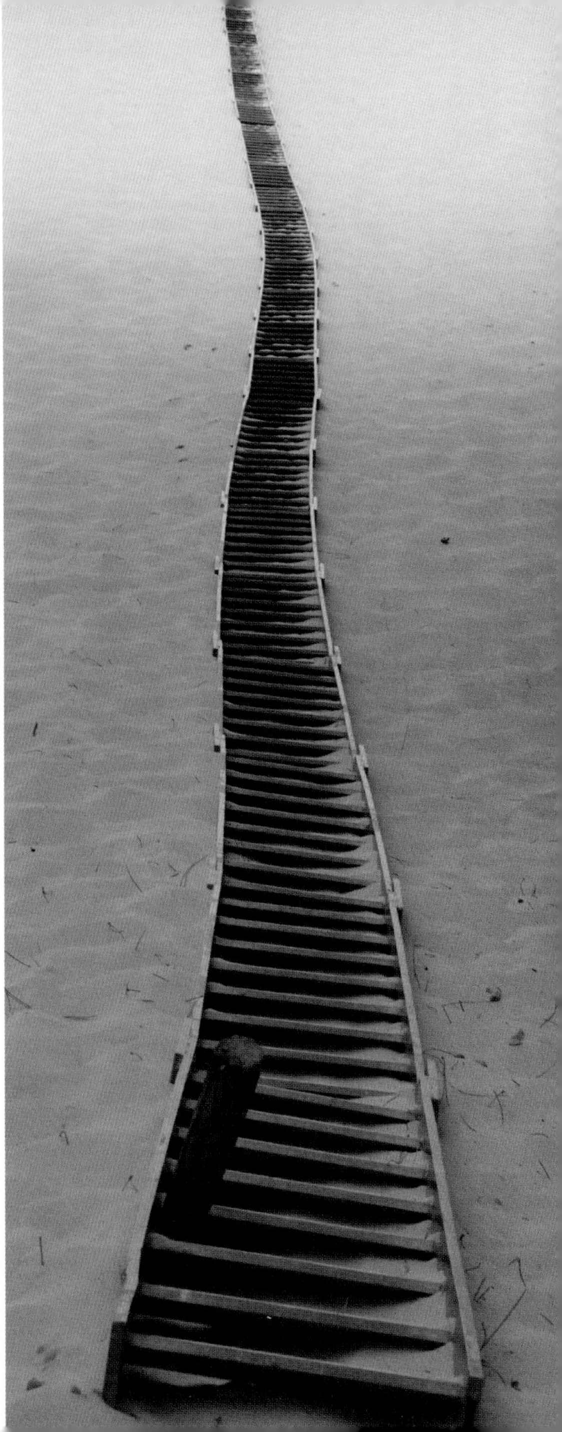

Kapitel 1

Leben auf der Welle: Wie du dein Fitnessziel erreichst

Dein Ziel: fit, gesund und schlank zu sein. Das klappt schneller, als du denkst! Wichtig ist nur das „Wie“. Denn ganz gleich, ob du innerhalb von sechs Wochen zur Strandfigur gelangen oder ganz andere Lebensziele erreichen willst: Dein erster Schritt ist immer, die eigenen Ziele, aber auch die Motivation dafür zu erkennen. Erst dann wird der Weg klar. Und dieser Weg muss deinen eigenen Möglichkeiten ebenso entsprechen wie deiner Motivation und deinen Zielen, denn nur dann bleibst du unterwegs dauerhaft im Flow-Bereich – das heißt, du wirst zum Ziel surfen, statt dich vorwärts zu quälen!

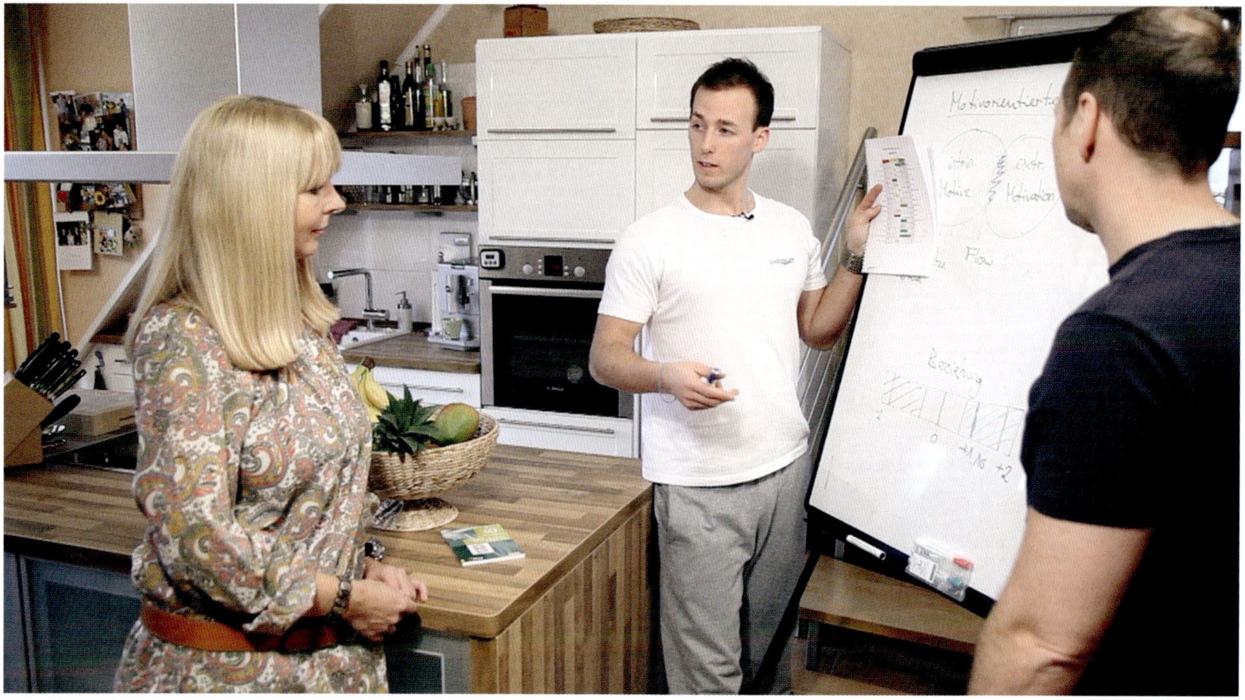

1.1 Was willst du wirklich?

Seit einigen Jahren coache ich Menschen, die etwas in ihrem Leben verändern wollen. Ob beim Sport, beim Abnehmen, in Beziehungen oder im Job: Immer wieder nehmen wir uns vor, etwas zu verändern. Sicher kennst du das auch: Du willst etwas ändern, wirklich. Aber entweder schaffst du es gar nicht erst loszulegen, weil dir die Zeit fehlt, die Kraft, das Geld... oder du beginnst, gibst aber nach kurzer Zeit schon wieder auf. Warum nur?!

Ich habe das in meinen Coachings oft erlebt. Und ich habe gelernt, dass es nicht darauf ankommt, wie sehr ein Mensch sich eine Veränderung wünscht oder wie entschlossen er zu sein scheint. Es geht um etwas anderes.

Wenn du zu mir ins Coaching kämest, was würde ich dich fragen?
Ich würde zuerst wissen wollen, welches Ziel du hast, klar. Du würdest sagen, dass du abnehmen willst, oder fitter werden ... Und ich würde dich weiter fragen, was du willst. Und warum du es willst. Denn ich weiß, dass das offensichtliche Ziel eines Menschen nicht immer das ist, nach dem er wirklich strebt, das, nach dem er im tiefsten Inneren verlangt.
Ich habe erfahren, dass die meisten Menschen sich selbst nicht konsequent nach ihren eigenen Träumen und Zielen befragen. Sie glauben, sie brauchen lediglich jemanden, der sie dabei antreibt, fitter und schlanker zu werden. Doch wenn sie sich selbst hartnäckig weiter befragen, erfahren sie, dass sie im Grunde etwas anderes ersehnen: Sie möchten ihren Partner zurück haben. Beliebt sein, etwas darstellen. Oder sie wünschen sich, jemanden zum Reden zu haben. Die Träume sind sehr verschieden.
Denn in jedem von uns steckt eine ganz individuelle Kombination von Motiven, die ihn im Leben vorwärts bringt. Es funktioniert einfach nicht, gegen diese Motivation zu arbeiten. Es klappt ja auf Dauer auch nicht, gegen die Kraft der Wellen zu arbeiten. Auf diese Weise kommt man nicht wirklich voran, sondern plagt sich nur ab.
Trotzdem versuchen viele genau das. So kommen eben Menschen zu mir, die mir erzählen, dass sie unbedingt sportlich sein möchten. Aber tatsächlich mögen sie Bewegung nicht. Sie fühlen sich eigentlich in geschlossenen Räumen am wohlsten. Und sie hassen Sport. Es klingt unglaublich, aber viele Menschen wollen mit aller Macht ein Ziel erreichen, das ihnen überhaupt nicht entspricht. Gut, so offensichtlich, wie gerade beschrieben, ist es natürlich selten. Oft läuft das Ganze viel subtiler ab, dazu wirst du in diesem Buch noch einige Beispiele lesen.
Und deshalb würde ich vor allem wissen wollen, was dich antreibt.
Nein, mich interessiert nicht, was andere von dir erwarten könnten. Nicht das, was du irgendwie „bringen musst". Sondern das, was dich wirklich antreibt. Etwas, was du richtig begehrenswert, einfach perfekt findest. Was dich so anmacht, dass du gar nicht viel tun musst, sondern dich allein der Gedanke an dieses „Etwas" verführt, begeistert, trägt, deine Augen zum Leuchten bringt – und dich in Bewegung.
Kurz: Ich würde wissen wollen, was die Welle ist, die dich ans Ziel trägt. Deine Welle.
Das würden wir miteinander herausfinden.
Und dann würdest du dich von deiner Welle tragen lassen...

Immer wieder wirst du in diesem Buch lesen, welche psychologischen Hintergründe es hat, wenn manche Menschen ganz easy zum Ziel gelangen, während andere sich mühsam vorwärts quälen. Mir ist wichtig, dass ich dich auf der Suche nach deinem eigenen, ganz individuellen Weg unterstütze. Dafür ist es gut, mehr über das zu wissen, was uns antreibt. Sobald du erkannt hast, von welchen Motiven du im Leben grundsätzlich angetrieben wirst, surfst du begeistert auf deiner Welle zum Ziel.

1.2 Was treibt uns an?

Entspannt surfen und ein ambitioniertes Ziel erreichen: Wie passt das zusammen, wirst du dich vielleicht fragen? Die Hang-Loose-Einstellung der Surfer hat schließlich nach landläufiger Meinung wenig mit dem disziplinierten, harten Kampf um Muskeln, Gewichtsverlust oder um eine erfolgreiche Karriere zu tun.

Und genau deshalb funktioniert es.

Es wird nicht gegen irgendetwas angekämpft. Sich ein Ziel zu setzen, sich selbst und sein Leben dafür zu verändern, das bedeutet im allerersten Schritt nämlich: etwas loszulassen, frei zu sein. Dabei gilt es auch, die Unsicherheit auszuhalten. Denn in dem Moment, in dem du etwas veränderst, musst du zuerst Bekanntes aufgegeben haben. Erst dann kannst du das Neue sichern und dich darin einrichten. Du musst dich einer Bewegung anvertrauen, die du nicht kontrollieren kannst.

Wenn du wirklich etwas verändern willst, bedeutet das, ein Leben im Moment zu führen, ohne bedauernd nach hinten oder ängstlich nach vorn zu schauen und zu denken.

Und genau das ist Surfen. Das ist der Weg, den du gehen wirst, wenn du ein Ziel erreichen willst.

Surfen: Warum ich es liebe

Das Wellenreiten ist einfach der Sport, der zum „Tag am Meer"-Gefühl passt. Es geht immer nur um den gegenwärtigen Moment: Genau hier und jetzt findet die Auseinandersetzung mit dem Element Wasser statt!

Mit jedem neuen Wellenritt spüre ich die Wellen stärker, lerne, sie noch besser zu nutzen. Das Surfen schärft mit der Zeit den Sinn für die richtigen Bewegungen in der Welle, der man folgt oder die man ungenutzt vorbeiziehen lässt. Und jedes Mal spüre ich wieder diesen Kick, fühle die regelrecht süchtig machende Magie.

Der Ozean hat für mich eine Anziehungskraft, der ich nicht widerstehen kann. Immer wieder lockt mich diese Magie zurück zum Strand, um die Naturgewalt Welle zu bezwingen.
Ich habe beim Surfen auch gelernt, mich einfach auf das einzulassen, was gerade ist: Ich kann natürlich dem Ozean nicht befehlen, welche Wellen er zu schicken hat. Ich muss mit genau den Wellen umgehen lernen, die es gibt. Die Kunst des Surfens besteht auch darin, geduldig die passende Welle abzuwarten und diese dann vollkommen zu erfahren. Immer wieder entscheide ich, ob ich dieser Welle folge oder ob ich sie ungenutzt vorbeiziehen lasse.
Das ist zugleich auch eine Lektion für das Leben an sich: Gelegenheiten zu erfassen, in dem Moment, in dem sie sich bieten. Und andere Möglichkeiten, die gar nicht zu mir und meinem Leben passen, genauso bewusst nicht zu ergreifen.
Es braucht einen bestimmten körperlichen und geistigen Zustand, um wichtige Entscheidungen immer wieder sicher treffen zu können, ohne lange zu zögern und zu zweifeln. Diesen perfekten Zustand erreicht man, wenn sich Körper und Geist im Gleichklang befinden. Der ausbalancierte Weg zwischen Anspruch und Entspannung führt dorthin. Und das ist auch etwas, was ich surfend erfahren habe: Das perfekte Gleichgewicht zwischen Auspowern und Relaxen.

Suche deine Welle!

Warum fällt es manchen so leicht ihre Ziele zu erreichen und anderen gar nicht? Der Grund dafür liegt oft in der Art der Motivation. Uns ist nicht so ohne Weiteres bewusst, was uns motiviert. Denn oft sind die Dinge oder Ziele, nach denen ein Mensch offensichtlich strebt, gar nicht das, worum es ihm tatsächlich geht. Der Grund dafür: Zum einen gibt es die Sorte Motivation, die wir als „von außen kommend" erleben. Und es gibt eine Art der Motivation, die von innen kommt.
So kann es passieren, dass zwei sehr unterschiedliche Kräfte an einem Menschen ziehen: Die erste Kraft entsteht durch die Ziele, die wir im Zusammenspiel mit unserer Umwelt entwickeln. Diese orientieren sich an unseren eigenen Erwartungen an uns selbst, sehr stark aber auch an den Erwartungen, die andere an uns haben. Der Wille diese Ziele zu erreichen, wird als Volition bezeichnet. Die zweite Kraft entsteht durch die Wünsche, Träume und Ideen, die ganz tief in uns schlummern.

Das Zwiebelschalenmodell

Das ganze Geflecht aus Motiven, Zielen und unserem daraus entstehenden Wollen und Handeln ist so organisiert, dass man es gut mit einer Zwiebel vergleichen kann: Die äußeren Schalen sind dabei unsere offensichtlichen Verhaltensweisen, unsere Fähigkeiten, kurz: all das, was uns nach außen hin charakterisiert. Darunter aber liegen weitere Schichten von dem, was uns ausmacht – die Wahrnehmungen, Glaubenssätze und Einstellungen, die uns leiten ... und ganz im Inneren dieser „Wunschzwiebel" liegen unsere Lebensmotive. Mehr über diese heimlichen Antreiber liest du im nächsten Kapitel. Wichtig ist: Diese Lebensmotive bestimmen die innere Motivation eines Menschen.

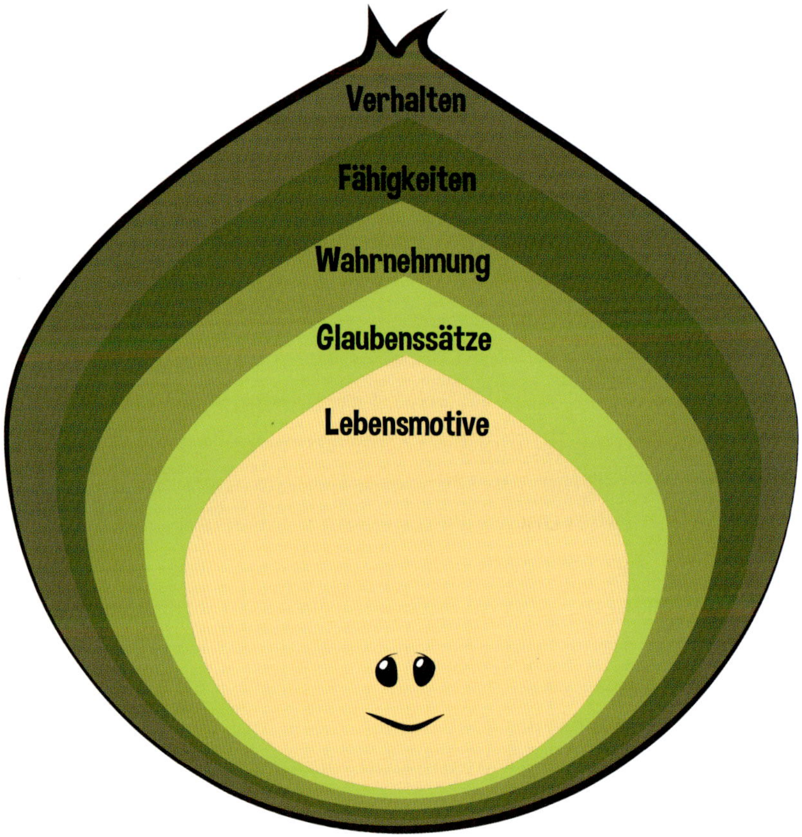

Intrinsische Motivation und Volition

Mit deiner inneren Motivation hast du sicher schon Erfahrungen gemacht: manche Dinge gelingen, weil du es unbedingt willst. Ohne dass dich jemand von außen dazu motiviert. Ohne eine Aussicht auf Belohnung, Lob, irgendwelche Vorteile, auch ohne Druck und Zwang.
Diese Motivation nennt man intrinsische Motivation. Sie ist in uns, teilweise genetisch bedingt, teilweise durch Erfahrungen in der Kindheit. Sie bestimmt wie ein innerer Kompass, in welche Richtung es uns zieht. Optimal ist es, wenn das auch die Richtung ist, die wir einschlagen, um unsere Ziele zu erreichen: um Karriere zu machen, für unsere Familie zu sorgen, im Studium oder bei einer Weiterbildung hohe Leistung zu bringen...
Problematisch wird es, wenn Volition und intrinsische Motivation gegeneinander zu Felde ziehen müssen. Ein Beispiel: Du hast das Ziel in deinem Job besonders gut zu sein und die nächste Beförderung für dich zu entscheiden. Deine intrinsische Motivation schürt jedoch gleichzeitig eine gewisse Sehnsucht in dir – die Sehnsucht danach, eine Zeit lang nichts zu tun, was mit Leistung zu tun hat, sondern dich ganz deiner Familie zu widmen oder auf eine Weltreise zu gehen. Es ist klar, dass dadurch ein Konflikt entsteht.
Es fühlt sich an, als wärst du eine Kompassnadel, die unwiderruflich und dauernd in Richtung Norden gezogen wird, aber ständig zwingt dich jemand dazu, dich nach Süden oder Westen zu bewegen. Anders als Kompassnadeln können wir Menschen uns eine ganze Zeit lang entgegen unserer „natürlichen Himmelsrichtung" bewegen. Aber es kostet viel Kraft und es macht sicher nicht zufrieden. Was auch immer du auf diese Art erreichen magst – wenn es nicht mit deiner inneren Ausrichtung übereinstimmt, wird es sich am Ende falsch und hohl anfühlen. Der einzige Ausweg aus diesem Dilemma: Erkenne deine intrinsische Motivation und stimme deine Ziele darauf ab!

1.4 Im Flow zum Ziel: So kommst du locker an!

Wenn es dir gelingt nach deiner inneren Motivation zu leben, wirst du merken, wie einfach vieles wird. Alles ist im Fluss. Du lebst ganz in der Gegenwart, gehst völlig in dem auf, was du in diesem Moment gerade tust. Du hast keine Sorgen mehr, grübelst nicht über Probleme nach. Du bist völlig bei dir.
Das Flow-Erlebnis
Der Psychologe Mihaly Csikszentmihalyi (gesprochen: Mihaji Tschiksentmihaji) bezeichnete diesen Zustand als Flow. Der Flow ist ein wichtiger Begriff in der intrinsischen Motivationsforschung. Er bezeichnet einen Glückszustand, in dem man Aufgaben erfüllt, die perfekt zum Stand der eigenen Fähigkeiten passen und vollkommen der inneren Motivation entsprechen.
Darum ist die Sicht des Surfers auf deine Motivation so interessant: Du reitest die Welle, vollkommen auf das Hier und Jetzt fokussiert, jeder Muskel in deinem Körper arbeitet mit. Körper, Geist und Seele sind eins. Du und das Wasser um dich herum – alles ist ein großes Ganzes. Das Surfen ist eine Tätigkeit, bei der die Chance auf ein Flow-Erlebnis grandios hoch ist.

Wie kommst du in diesen Zustand?

Der Psychologe Csikszentmihalyi fand heraus, dass folgende Bedingungen zum Flow beitragen:

- Du bist einer Tätigkeit gewachsen, also davon weder über- noch unterfordert.
- Du hast Zeit, Ruhe und vor allem Interesse an dieser Tätigkeit.
- Du kannst dich völlig darauf konzentrieren, deine Aufmerksamkeit ist ungeteilt.
- Dein Tun hat ein konkretes Ziel. Und dieses Ziel kannst du unmittelbar erleben.
- Du hast das Gefühl, bei deiner Tätigkeit alles selbst bestimmen und in der Hand behalten zu können.
- Die Aktivität, die du dir ausgesucht hast, hat ihr Ziel in sich selbst. Das bedeutet, du tust etwas, weil es dir Spaß macht, aus keinem anderen Grund.

Wie du in den Flow surfst...

Um den Zustand des Flow zu erreichen, solltest du dir klare Ziele setzen. Dann weißt du genau, welches Ergebnis du erreichen willst.
Die besten Chancen hast du, wenn du etwas schon eine Zeitlang geübt hast, so dass grundsätzliche Abläufe bereits automatisiert sind und du dich auf dieser Basis immer weiter verbessern kannst. Beim Sport bedeutet das, dass du wahrscheinlich dann in den Flow gelangst, wenn du die Anfangshürde schon genommen hast: Beim Surfen würde das heißen, Basics wie das Bodysurfen oder das Paddeln im seichten Wasser klappen schon. Dann ist es gar nicht mehr so wichtig, ob du tatsächlich die Kontrolle über jede einzelne Situation hast. Vielmehr macht dich das Wissen sicher, dass du dir Kontrolle verschaffen kannst, wenn es nötig ist. Das Vertrauen in die eigenen Fertigkeiten und der Glaube daran die Situation lösen zu können führen zu Selbstvertrauen und Sicherheit. Körper und Geist sind im Einklang mit sich und der Welt. Tiefe Freude und absolute Gelassenheit führen zu einem schwebenden, leichten Gefühl, dem Flow-Gefühl.

Raus in den Flow!

Viele Menschen fühlen sich leicht und glücklich, wenn sie in der Natur sind. Eine schöne, natürliche Umgebung gibt den allermeisten von uns das Gefühl bei sich selbst anzukommen. Auch das Gefühl den eigenen Körper zu spüren, kann zum Flow beitragen. Gerade diese Erlebnisse – in der Natur zu sein und sich körperlich zu betätigen – kommen im Alltag der meisten Menschen heute viel zu kurz. Die meisten meiner Klienten sind Manager, Freiberufler oder Angestellte, die angespannt arbeiten, und dabei nicht selten sich selbst verlieren. Den ganzen Tag geht es für sie darum möglichst viele Dinge möglichst schnell neben- und nacheinander zu erledigen. Unter diesen Umständen ist es schwierig sich auf eine Tätigkeit wirklich zu konzentrieren, bei sich zu sein, einen Zustand innerer Zufriedenheit zu erleben.
Menschen, die in ihrem Beruf tatsächlich ihre Berufung gefunden haben, erleben zwar oft während der Arbeit tiefste Flow-Momente. Wichtig ist aber immer, dass es im Leben außerdem noch Tätigkeiten gibt, die nicht extrinsisch (also von außen) bedingt werden. Extrinsische Motivation entsteht, wenn etwas belohnt oder von jemandem verlangt wird, so wie es im Job ja meist der Fall ist. Aber

es sollte immer auch Aktivitäten geben, die nur um ihrer selbst willen geschehen. Forscher stellten nämlich fest, dass die innere Motivation sogar abnehmen kann, wenn sie durch extrinsische Belohnungen wie Geld oder Auszeichnungen verstärkt werden soll.

Weitere typische Flow-Aspekte

Wenn du völlig auf eine Tätigkeit konzentriert bist, ist deine gesamte Aufmerksamkeit darauf fokussiert. Andere Themen, Probleme und Sorgen des Alltags werden dann praktisch ausgeblendet.
Du fühlst dich eins mit der Handlung. Du vergisst dich selbst, gehst ganz in deinem Tun auf. Dein Zeitgefühl verändert sich. Zeit vergeht zum Beispiel wie im Flug oder du fühlst dich, als wärst du von der Zeit losgelöst.
Dein einziges Ziel ist die Tätigkeit im Hier und Jetzt. Beim Surfen heißt das: Es gibt jetzt nur dich und die Welle. Körper und Geist sind im Einklang. Alles passt. Hang loose...

! Finde deine persönlichen Flow-Momente

Beobachte dich selbst – in welchen Situationen geht es dir besonders gut? Lass deinen Tag Revue passieren: Wann hattest du heute das Gefühl, ganz bei dir zu sein, glücklich zu sein? Notiere diese Momente ruhig mal einige Tage lang und du kommst deinem eigenen Flow-Erleben auf die Spur.

Das Wichtigste aus diesem Kapitel auf einen Blick

Intrinsische Motivation

Als intrinsische Motivation bezeichnet man das, was einen Menschen von innen heraus antreibt. Die Ziele, die du verfolgst, ohne dass eine Belohnung dafür herausspringt. Du tust also etwas, ohne Geld, Anerkennung, Freizeit, Lob oder was auch immer dafür zu bekommen. Entspringt ein Vorhaben dieser Art der Motivation, hast du beste Karten dein Ziel zu erreichen, denn dieser innere Antrieb setzt ungeahnte Kräfte frei!

Flow

Ein wichtiger Begriff in der intrinsischen Motivationsforschung. Der Psychologe Mihaly Csikszentmihalyi bezeichnete einen ganz besonderen Glückszustand als Flow. Diesen Zustand kann ein Mensch erleben, wenn er Aufgaben erfüllt, die ganz genau dem Stand seiner Fähigkeiten und seiner inneren Motivation entsprechen. In diesem Zustand fühlt man sich ganz bei sich selbst, völlig eins mit dem, was man tut, und man ist zu ganz besonderen Leistungen fähig.

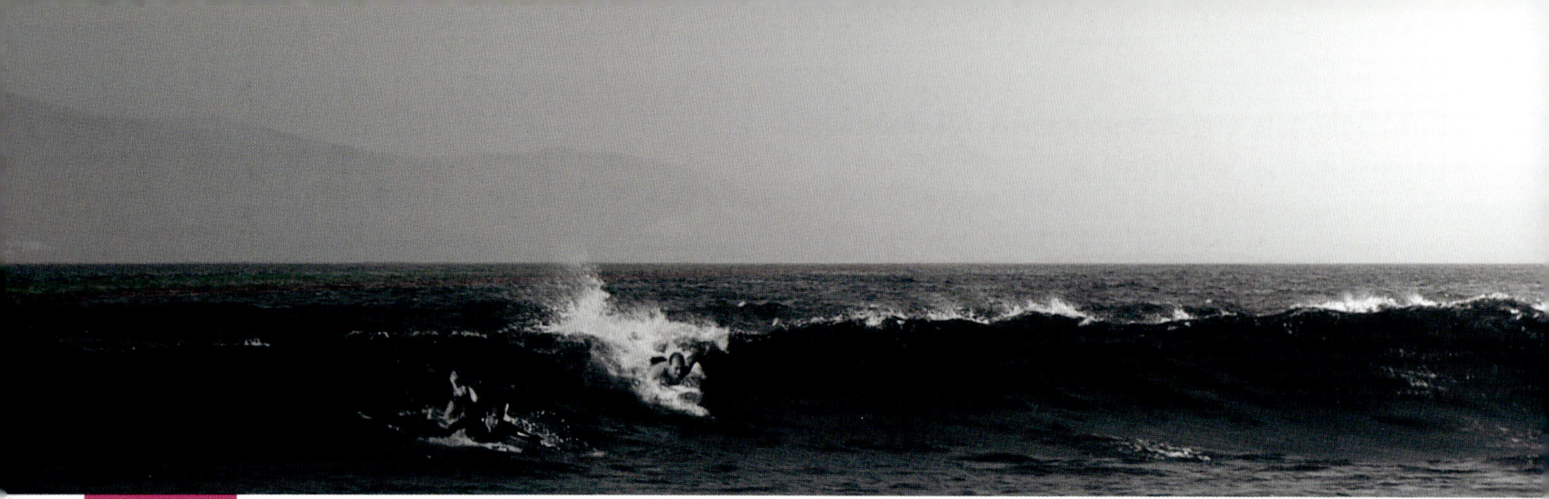

Kapitel 2

Das Geheimnis der Motivation

Was ist dir wichtig? Was treibt dich an, wofür brennst du? In diesem Kapitel erfährst du mehr über deinen inneren Glücksmotor: deine Lebensmotive. Der amerikanische Psychologe Prof. Steven Reiss beschäftigte sich mit diesem Thema und benannte 16 grundsätzliche Leitgedanken, die die gesamte Motivation eines Menschen bestimmen. Du findest in diesem Kapitel eine ausführliche Beschreibung dieser Motive und erschließt dir damit die Möglichkeit, dich selbst besser einzuschätzen.

Du bist fasziniert von der Idee dein Leben zu verändern oder einfach nur rundum fit und sportlich zu werden? Und du hast jetzt eigentlich gar keine Lust, dich mit theoretischen Hintergründen auseinanderzusetzen? Diese Begeisterung ist natürlich erst einmal toll! Aber du kennst sicher auch den Effekt: Man brennt anfangs für eine Sache – ein Hobby, einen Sport, eine kreative Idee. Doch nach wenigen Tagen oder Wochen schon wird alles zu anstrengend.

Nehmen wir noch einmal das Surfen: Du muss Zeit aufwenden, die du anderswo abzwackst. Du musst früh aufstehen, um an den Strand oder zum Training zu kommen, du musst richtig trainieren (nicht nur auf dem Surfboard), um rundum fit zu sein! Und selbst diese eine Aktion, das Board auf

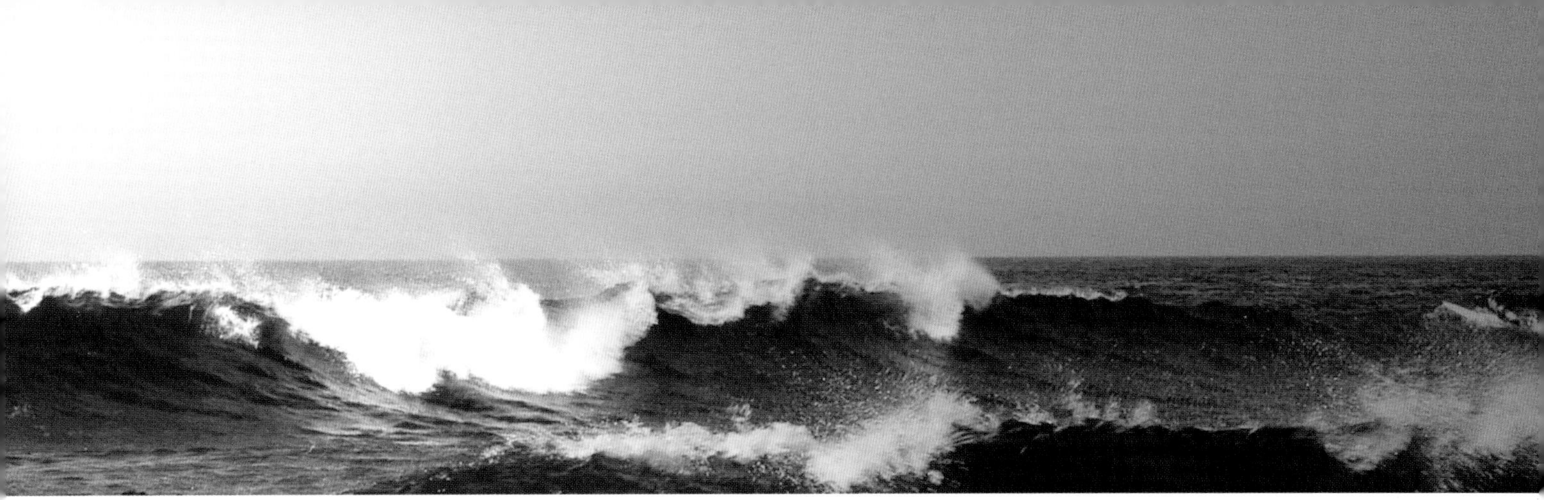

die Welle zu bringen und dich drauf zu halten, ist viel schwieriger, als du gedacht hattest. Der nasse Neoprenanzug klebt am Körper und es ist kalt... kurz: In der Realität ist alles viel aufwendiger als gedacht.

Und was ist mit all dem Schönen, was du dir davon erhofft hattest? Vom lockeren Surfen in den Sonnenaufgang bist du weit entfernt, auch die Bewunderung der anderen, die du dir erträumt hattest, hält sich in Grenzen, die meiste Zeit stehst du vor Kälte schlotternd irgendwo im Sand herum und siehst ein bisschen bemitleidenswert aus. Auf den Punkt gebracht: Auch der positive Effekt ist viel kleiner als erhofft.

Ob beim Sport, im Job, beim Abnehmen oder in welchem Lebensbereich auch immer: Nur einer von zehn Startern erreicht tatsächlich sein Ziel. Die anderen bleiben auf der Strecke – oft gar nicht deshalb, weil es ihnen an Willen mangelt. Sondern viel öfter, weil das Ziel einfach nicht mit den eigenen Motiven übereinstimmt.

Mit der Forschung zu den Motiven von Menschen haben sich schon viele Wissenschaftler befasst: Was ist es, was uns wirklich antreibt? Wieso scheitern wir in Dingen, die so simpel umzusetzen scheinen? Und warum schaffen wir anderes, was viel anstrengender, schwieriger und komplexer ist? Auch der amerikanische Psychologe Prof. Steven Reiss war von diesen Fragen fasziniert. Seine Forschungen zu diesem Thema führten auf die Essenz von 16 Lebensmotiven hin: 16 Themen, die jeden einzelnen Menschen mehr oder weniger stark motivieren und im Leben leiten.

Motivationsforschung: Auf der Suche nach dem inneren Motor
Die Motivationsforschung wird von verschiedenen Strömungen beeinflusst. Diese befassen sich mit Theorien der Evolution oder der Persönlichkeit, ebenso mit Bedürfnisforschung, Lerntheorien und anderem mehr. Die Gründe für menschliches Verhalten zu beschreiben, hat Forscher schon lange fasziniert, gelang allerdings immer nur zu einem Teil. Denn diese Forschung hängt ja immer sehr eng mit den grundsätzlichen Fragen zusammen: Was ist der Sinn des Lebens? Was ist Glück?
Inzwischen hat sich gezeigt, dass es keine allgemeingültigen Ziele zu geben scheint, die alle Menschen gleichermaßen verfolgen – und demzufolge auch kein grundsätzliches Motiv, das alle Menschen gleichermaßen antreibt. Vielmehr scheint es so zu sein, dass jeder Mensch von seinen individuellen Motiven geleitet wird. Auf dieser Annahme basiert die Idee der 16 Lebensmotive von Steven Reiss.

2.1 Die 16 Lebensmotive nach Steven Reiss

Am wohlsten fühlen wir uns, wenn unsere durch Volition festgelegten Ziele mit unserer inneren Motivation harmonieren. Also: Wenn das, was wir erreichen wollen, unseren tiefsten inneren Wünschen entspricht. Davon hast du schon im ersten Kapitel gelesen: Wenn unsere Herzenswünsche und unser Handeln übereinstimmen, können wir in einen Zustand geraten, der in der Psychologie als Flow bekannt ist. Damit dies gelingt, sollte ein Mensch sich selbst, seine inneren Bedürfnisse, seine wirkliche Motivation möglichst gut kennen.
Steven Reiss hinterfragte, wie sich die Ausprägung bestimmter Lebensmotive auf die Persönlichkeit und auf die Beziehungen eines Menschen auswirkt und wie man die Kenntnisse darüber in den verschiedensten Lebensbereichen nutzen kann. Auf der Hand liegt natürlich, dass diese Motive besonders spannend sind für alle, die ihre Berufswahl optimieren wollen oder an ihren Beziehungen und ihrem sozialen Leben etwas verbessern möchten. Denn je genauer man sich selbst kennenlernt und je besser man weiß, was einen im Leben tatsächlich zu besonderem Einsatz motiviert, umso konkreter kann man sich seine Ziele setzen und den Weg dahin definieren.

Die Themen, die einen Menschen antreiben können, sind beispielsweise in den Bereichen Bezie-

hung und Familie, Status und Ehre, aber auch in Eigenschaften wie Neugier, Ordnungsliebe oder dem Bedürfnis nach Unabhängigkeit zu finden. Für andere Menschen sind Aspekte wie das Essen, die Sexualität oder ausreichend körperliche Aktivität besonders wichtig.
Diese Motive spielen in allen Lebensbereichen eine große Rolle. Das Reiss Profil wird daher von Psychologen, Therapeuten oder Coachs in der Beratung eingesetzt, wenn es darum geht, den tatsächlichen Charakter und die inneren Wünsche eines Menschen genauer zu ergründen. Das Reiss Profil eines Menschen ist so individuell wie sein Fingerabdruck: Jeder von uns verfügt über eine ganz eigene, spezielle Motivationsstruktur.

Steven Reiss – der Mann, der der Motivation auf den Grund geht

Die Studien von Prof. Steven Reiss gehören zu den einflussreichsten in der heutigen Psychologie. Reiss ist Begründer der Lebensmotivanalyse.
Im Jahre 1997 kam Reiss auf die Idee, sich mit Fragen der Motivation zu befassen. Er war lebensbedrohlich erkrankt und stellte sich in dieser Situation selbst die Frage: „War ich in meinem Leben glücklich?“ Als er nach einer Antwort auf diese Frage suchte, stellte er fest, dass in der wissenschaftlichen Motivationsforschung die individuelle Motivstruktur nicht ausreichend erforscht war. Es blieb die Frage unbeantwortet, was einen Mensch in seinem Leben ganz individuell antreibt. Reiss stellte für sich fest, dass eines seiner wichtigsten Motive für seinen Kampf gegen die Krankheit, für seinen unbedingten Wunsch weiterzuleben, seine Familie war. Und er fragte sich: Geht es anderen Menschen vielleicht ebenso? Oder werden sie von ganz anderen Motiven angetrieben? Und wie könnte man das herausfinden?
Er kämpfte gegen seine Krankheit an, wurde gesund und begann mit empirischen Studien, an denen viele tausend Probanden teilnahmen. Sein Ziel: die Werte zu definieren, die einen Menschen dauerhaft lenken. Reiss identifizierte 16 Lebensmotive und entwickelte das Reiss Profil. Dieses wird seit 2003 auch in Deutschland als ein Diagnoseinstrument der Motivationspsychologie eingesetzt, das sich sehr stark auf das Individuum zentriert. Die Ergebnisse der Motivationsanalyse haben sich unter anderem im Management, im Sport, in Partnerschaften und im Privatleben bewährt. Bisher ist es im Sport vor allem auf der Ebene des Profi- und Leistungssports eingesetzt worden. Erst neuerdings wird es von den ersten Coachs und Trainern auch im Bereich des Fitness- und Freizeitsports verwendet und zeigt im Coaching hervorragende Resultate.

Surfen mit den Lebensmotiven?

Vielleicht fragst du dich, was Themen wie Essen, Familie oder Ordnung mit deinem Wunsch zu tun haben, mehr Sport zu treiben, gesünder zu leben oder beruflich voranzukommen. Es ist wichtig zu wissen, dass diese Lebensmotive uns nicht nur innerhalb einer Beziehung oder im Beruf leiten. Sie bestimmen unser Streben in allen Lebensbereichen, sei es innerhalb der Familie, beim Einrichten der Wohnung, beim Ausleben unserer Hobbys oder in unserer Urlaubsgestaltung.
Deshalb liegt auf der Hand, dass wir auch im Sport von diesen Motiven bestimmt werden. Von ihnen hängt ab, welche Art Sport wir mögen, vor allem aber auch, wie wir Sport ausüben. Trainierst du lieber nach einem gut ausgearbeiteten Plan oder möchtest du flexibel bleiben? Fühlst du dich gemeinsam mit anderen oder allein wohler? Magst du es, dich mit Trainingspartnern zu messen? Willst du dich auspowern oder eher moderat Sport treiben? All diese Fragen beantwortet ein ausführlicherer Blick auf deine Motivstruktur. Und du erfährst dadurch, was du brauchst, um wirklich dranzubleiben.

Die Lebensmotive im Sport

Das Reiss Profil wird schon seit einigen Jahren im Profisport verwendet. Hier ist es sehr nützlich: Zum einen kann der Sportler selbst seine Motivstruktur erkennen und sich entsprechend besser motivieren. Aber auch ein Trainer kann viel besser mit seinen Spielern umgehen, wenn er deren Motive kennt.
Dies spielt zum Beispiel eine Rolle, wenn es darum geht, Spieler innerhalb der Mannschaft und eines Spielkonzepts optimal einzuordnen. Dabei stellt sich ein Trainer Fragen: Welcher Spieler neigt dazu anzugreifen, welcher ist zurückhaltender? Oft basieren Spielstärke und -schwäche auf ein und demselben Motiv. Ein Beispiel: ein Spieler mit einem hohen Wettkampfmotiv wird wahrscheinlich ein guter und draufgängerischer Angriffsspieler sein. Er ist jedoch auch eher gefährdet mal übers Ziel hinauszuschießen und eine rote Karte zu sehen, als seine gelasseneren Teamkollegen.
Schon an diesem Beispiel wird deutlich: Die Lebensmotive zu erkennen, hat in keiner Weise zum Ziel, sich selbst oder einen anderen Menschen zu beurteilen. Es gibt kein gutes und kein schlechtes Reiss Profil. Die Lebensmotive zeigen uns einfach nur, wer wir sind. Wer bist du? Magst du es, an einem menschenleeren Strand allein zu sein? Oder bist du lieber mit Freunden zusammen unterwegs, um

einen aufregenden, abwechslungsreichen Surf-Trip zu erleben? Reizt dich ein abenteuerlicher Ausflug an ein unbekanntes Ziel? Oder genießt du es, im nächsten Urlaub die Leute wieder zu sehen, mit denen du am vergangenen Wochenende schon so viel Spaß hattest?
Kurz: Keines dieser Motive ist besser oder schlechter als das andere. Es geht einfach nur darum, deine ganz persönlichen Motive zu erkennen. Denn dieses Wissen kannst du nutzen, um mit Leichtigkeit deine Ziele zu erreichen.
Du findest im nächsten Abschnitt eine Übersicht zu allen 16 Lebensmotiven. Außerdem gibt es einen Selbsttest, mit dem du deinen eigenen Motiven auf die Spur kommen kannst. Dieser ersetzt natürlich keinen ausführlichen wissenschaftlichen Test. Aber er gibt dir eine grundsätzliche Orientierung darüber, was dich im Leben voran bringt und wie du dich selbst optimal motivieren kannst.

16 Lebensmotive – 16 Wege zum Ziel

In meinen Coachings versuche ich immer zuerst, mir ein Bild von dem Menschen zu machen, der vor mir steht. Dabei ist auch wichtig zu wissen: Wie schätzt er sich selbst ein?

Wie uns die 16 Lebensmotive einzigartig machen

Jeder Mensch wird von allen 16 Lebensmotiven beeinflusst – allerdings unterschiedlich stark. Das führt dazu, dass jeder von uns eine individuelle Motivstruktur hat, die in seinem persönlichen Reiss Profil dargestellt wird. Hier zeigt sich, welche Motive das Leben eines Menschen beherrschen und gestalten – und wie stark jedes davon wirkt. Dabei bestimmen diejenigen Motive das Verhalten eines Menschen besonders intensiv, die entweder auffallend stark oder schwach ausgebildet sind. Motive, die nur durchschnittlich bedeutsam für die betreffende Person sind, können in bestimmten Situationen mal eine Rolle spielen. Sie bestimmen aber in der Regel nicht auf eine solch grundlegende Art die Entscheidungen und das Verhalten eines Menschen wie die besonders ausgeprägten Motive.

Was ist ein Lebensmotiv?

Als Lebensmotiv bezeichnet Steven Reiss die inneren Antreiber, die das Verhalten und die Gefühle eines Menschen grundsätzlich bestimmen. Wenn es gelingt, diesen Motiven zu folgen, die dahinter stehenden Bedürfnisse und Wünsche zu erfüllen, dann kann man seiner Ansicht nach dauerhaftes Werteglück und mehr Zufriedenheit in seinem Leben erreichen.

Wie die Lebensmotive unseren Blick auf andere bestimmen

Neben der Frage, wie ein Mensch sich selbst einschätzt, ist ein Blick in die so genannte Fremdwahrnehmung sehr interessant und wichtig: Wie sehen dich Freunde, Bekannte oder Kollegen? Wenn man darüber nachdenkt, ist es wichtig, sich folgendes klarzumachen: Die Lebensmotive bestimmen nicht nur, was uns im Leben antreibt. Sondern sie bewirken auch, dass wir andere Menschen auf eine bestimmte Art wahrnehmen und sehen. Sie färben sozusagen die Brille, durch die wir die Welt sehen.
Jeder Mensch hält erst einmal seine Lebensmotive für die „richtigen". Wenn also jemand in Bezug auf ein Lebensmotiv sehr verschieden von dir ist, wird es dir wahrscheinlich schwer fallen sein Verhalten nachzuvollziehen. Im schlimmsten Fall verurteilen wir die Menschen, die anders als wir sind.
Ein paar Beispiele: Nehmen wir einmal an, das Lebensmotiv Macht ist sehr wichtig für dich. Dann würden sich deine Ansichten in Sätzen wie den folgenden widerspiegeln: Ich weiß, wo es lang geht! Ich arbeite hart, bin leistungsmotiviert und erfolgreich. Ich mag es, die Kontrolle zu haben, Verantwortung zu übernehmen, ein „Macher" zu sein.
Und wie würdest du dann einen Arbeitskollegen beurteilen, dem dieses Lebensmotiv gar nicht wichtig ist, der also nicht an Leistung orientiert ist, sondern Leistung nebensächlich findet, der „arbeitet, um zu leben" – und nicht umgekehrt? Vielleicht würdest du ihn als entscheidungsschwach und erfolglos verurteilen. Als eine „Lusche", die deine Zeit verschwendet, ohne jede Eigeninitiative ist und sich hinter anderen versteckt.
Dieser Kollege wiederum würde dich möglicherweise auch in einem nicht ganz so guten Licht sehen. Wahrscheinlich hielte er dich für dominant, lästig, kontrollierend, wichtigtuerisch, getrieben, für einen Workaholic und Besserwisser, der ungeduldig und verbissen ist.

Sich selbst würde dieser Kollege wohl keinesfalls für eine „Lusche" halten: Er hätte das Gefühl, freundlich und teamorientiert zu sein, jemand, der sich gern anleiten lässt und es nicht nötig hat, andere zu dominieren, um sich selbst besser zu fühlen.
Verstehst du, was passiert? In dem Moment, in dem du andere durch die ganz spezielle Brille deiner eigenen Motivstruktur siehst, verzerrt sich das Bild – falls du nicht reflektiert und aufmerksam mit dieser Tatsache umgehst. Sobald du aber deine eigenen Motive kennst und dir zugleich klar machst, dass andere das Recht haben, ganz andere Themen in ihrem Leben zu verfolgen, kannst du Menschen vorurteilsfrei wahrnehmen: Sie sind nicht besser oder schlechter als du. Sondern einfach nur anders.
Kein Lebensmotiv ist wichtiger und besser, keines unwichtiger oder schlechter als das andere. Die Motivstruktur eines Menschen gibt keine Auskunft über dessen Fähigkeiten und Kompetenzen. Das Reiss Profil ermittelt lediglich, was einem Menschen wirklich wichtig ist, durch welche Motive er im Leben angetrieben wird.
Wenn es dir gelingt, deinen Lebensmotiven zu folgen, wirst du starke Gefühle empfinden. Man spricht in diesem Zusammenhang von einem „wertebasierten" Glücksgefühl.

Die 16 Lebensmotive auf einen Blick

Hier nun eine Übersicht, welche 16 Lebensmotive uns alle mehr oder weniger bestimmen. Auf den nachfolgenden Seiten findest du dann die einzelnen Lebensmotive ausführlicher beschrieben.

Lebensmotiv	Verhaltensmerkmal
Macht	Das Lebensmotiv Macht zeigt an, ob jemand eher danach strebt, zu führen und zu verantworten oder sich lieber als Dienstleister sieht.
Unabhängigkeit	Das Lebensmotiv Unabhängigkeit bestimmt, wie jemand seine Beziehungen in den Aspekten Autonomie oder Verbundenheit zu anderen Menschen gestaltet.
Neugier	Das Lebensmotiv Neugier macht eine Aussage darüber, welche Bedeutung das Thema „Wissen" für jemanden im Leben hat und wozu er Wissen erwerben möchte.
Anerkennung	Das Lebensmotiv Anerkennung gibt Auskunft darüber, durch wen oder durch was jemand sein positives Selbstbild aufbaut.
Ordnung	Die Ausprägung im Lebensmotiv Ordnung zeigt an, wie viel Strukturiertheit oder Flexibilität jemand in seinem Leben benötigt.
Sparen und Sammeln	Wie stark das Lebensmotiv Sparen und Sammeln ausgeprägt ist, zeigt an, wie viel es jemandem emotional bedeutet Dinge zu besitzen.
Ehre	Bei dem Lebensmotiv Ehre geht es darum, ob jemand nach Prinzipientreue strebt oder eher zweckorientiert ist.
Idealismus	Das Lebensmotiv Idealismus betrachtet den altruistischen Anteil der Moralität und gibt Auskunft darüber, wie viel Bedeutung Verantwortung in Bezug auf Fairness und soziale Gerechtigkeit hat.
Beziehungen	Beim Lebensmotiv Beziehungen geht es um das Streben nach Interaktion mit anderen Menschen.
Familie	Das Lebensmotiv Familie gibt Auskunft darüber, welche Bedeutung das Thema Fürsorglichkeit für jemanden hat (vor allem bezogen auf die eigenen Kinder).

Status	Beim Lebensmotiv Status geht es um den Wunsch, entweder in einem elitären Sinne „wichtig" zu sein oder aber unauffällig und frei von Statuszwang.
Wettkampf und Rache	Beim Lebensmotiv Wettkampf und Rache geht es vor allem darum, sich mit anderen zu messen und zu vergleichen. Dazu gehören die Themen Aggression und Vergeltung einerseits sowie Harmonie und Konfliktvermeidung andererseits.
Eros	Eros als Lebensmotiv gibt Auskunft über die Bedeutung von Sinnlichkeit im Leben eines Menschen. Dazu gehören neben der Sexualität auch alle anderen Aspekte von Sinnlichkeit (zum Beispiel Schönheit und Kunst).
Essen	Das Lebensmotiv Essen zeigt an, wie wichtig der Genuss beim Thema Ernährung für jemanden ist und wie viel dieser zur Lebenszufriedenheit beiträgt.
Körperliche Aktivität	Das Lebensmotiv Körperliche Aktivität macht eine Aussage darüber, wie wichtig die körperliche Aktivität (Arbeit oder Sport) für die Lebenszufriedenheit ist.
Emotionale Ruhe	Das Lebensmotiv Emotionale Ruhe kann auch mit emotionaler Stabilität umschrieben werden: Wie wichtig sind stabile emotionale Verhältnisse für die Lebenszufriedenheit einer Person?

(Quelle: Reiss, S. (2000a): Who am I. The 16 basic desires that motivate our actions and define our personalities. New York: Tarcher/Putnam.)

Was die Lebensmotive im Einzelnen bedeuten

2.3

Auf den folgenden Seiten kannst du dir einen Überblick verschaffen, was die 16 Lebensmotive tatsächlich ausmacht, wie sie sich darstellen und wie du einschätzen kannst, welche davon dich selbst besonders stark antreiben.

Das Lebensmotiv Macht

Das Lebensmotiv Macht zeigt sich besonders in dem Wunsch andere zu führen und sie anzuleiten. Grundsätzlich drückt sich das Bedürfnis nach Macht im Streben nach Einfluss aus.
In zweiter Linie hat das Machtmotiv auch mit dem Streben zu tun, etwas leisten oder schaffen zu wollen und sich dafür sehr zielgerichtet die nötigen Kompetenzen anzueignen. Stark machtorientierte Menschen sind meist ehrgeizig und „arbeitswillig", sie empfinden Leistung als etwas besonders Positives.
Menschen mit einem niedrig ausgeprägten Machtmotiv dagegen sind wenig ehrgeizig und brauchen Arbeit um der Arbeit willen nicht unbedingt in ihrem Leben.

Auf einen Blick:

Wichtig ist das Streben nach Führung und Einfluss.
Ziel (bei Menschen mit hoher Ausprägung): Einfluss, Erfolg, Führung
Verhalten: Führerschaft, Erfolgsstreben
Glaubenssätze: Ich will führen und entscheiden.
Glaubenssätze bei niedriger Ausprägung dieses Lebensmotivs: Ich will mich an anderen Menschen orientieren.

Das Lebensmotiv Unabhängigkeit

Wenn das Lebensmotiv der Unabhängigkeit stark ausgeprägt ist, strebt ein Mensch danach, autark und eigenständig zu sein. Unabhängigkeit bedeutet dabei im Wesentlichen, dass man sein Leben, soweit es möglich ist, ohne die Hilfe anderer bewältigt. Menschen, deren Lebensmotiv Unabhängigkeit sehr hoch ist, bitten andere deshalb nur sehr widerwillig um Unterstützung oder Rat, weil sie ein Gefühl der Abhängigkeit unbedingt vermeiden möchten.
Spielt dieses Motiv eine geringere Rolle für einen Menschen, schätzt dieser es wahrscheinlich eher, bei anderen Rat und emotionale Hilfe zu finden und mag Teamarbeit lieber als das eigenverantwortliche Tun.

Auf einen Blick:

Wichtig ist das Streben nach Freiheit, dem Gefühl, autark zu sein.
Ziel (bei Menschen mit hoher Ausprägung): Freiheit, Ich-Integrität
Verhalten: Selbstbestimmung
Glaubenssätze: Ich will frei und unabhängig sein.
Glaubenssätze bei niedriger Ausprägung dieses Lebensmotivs: Ich will emotional verbunden sein.

Das Lebensmotiv Neugier

Dieses Lebensmotiv zeigt, wie stark der Wunsch eines Menschen ausgeprägt ist etwas zu lernen. Neugier zeigt sich vor allem in der persönlichen Freude an intellektuellen Fragen und Zusammenhängen.
Menschen mit einer stark ausgeprägten Neugier versuchen vor allem die Dinge ihres Lebens zu verstehen; sie sind allgemein dem Wissen, verschiedenen Ideen, der Wahrheit und logischen Argumentationen gegenüber sehr aufgeschlossen. Diese Personen sind für alle intellektuellen, kognitiven oder geistigen Fragen des Lebens hoch motiviert. Manche reisen gern. Viele mögen Aktivitäten wie intellektuelle Gespräche, Lesen, Schach oder Bridge. Manche sind Wahrheitssuchende, viele lieben es Zeit zum Denken zu haben. Sie haben häufig ein Gespür für Zweideutigkeiten und logische Widersprüche in intellektuellen Argumentationen.
Dagegen vermeiden die weniger neugierorientierten Menschen eher solche (ihrer Meinung nach) unnötige geistige Anstrengung und sind praktisch orientiert.

Auf einen Blick:

Wichtig ist das Streben nach Wissen und Wahrheit.
Ziel (bei Menschen mit hoher Ausprägung)**:** viel zu wissen, zu lernen, Wahrheiten zu ergründen
Verhalten: „Wahrheitssuche“, Problemlösung
Glaubenssätze: Ich will alles wissen.
Glaubenssätze bei niedriger Ausprägung dieses Lebensmotivs: Ich will praktisch und konkret handeln.

Das Lebensmotiv Anerkennung

Bei diesem Motiv geht es um das Streben nach einem positiven Selbstwertgefühl. Bleibt dieses unerfüllt, fühlt man sich unsicher. Menschen, bei denen das Lebensmotiv Anerkennung stark ausgeprägt ist, verhalten sich oft zurückhaltend und eher angepasst. Sie sind gegenüber Kritik oder Zurückweisung besonders sensibel. Diese Menschen setzen sich gern leicht erreichbare Ziele, um ein Scheitern von vornherein so gut wie möglich zu vermeiden. Sie möchten nicht beurteilt und bewertet werden, weil sie das verunsichert. Manche sind wenig selbstbewusst und neigen dazu, Konflikte zu vermeiden. Oft widerstrebt es ihnen, sich zu behaupten und sich gegen andere durchzusetzen, die sie übervorteilen wollen.
Die Menschen, deren Lebensmotiv Anerkennung nur schwach ausgeprägt ist, können dagegen mit Kritik, Zurückweisung oder Fehlern konstruktiv und sachlich umgehen. Sie sind selbstbewusst, behaupten sich gern, bringen ihren Ärger oder Zorn zum Ausdruck, wenn es der Situation angemessen ist. Es kann sogar sein, dass sie sanfte Kritik oder Kränkung gar nicht wahrnehmen. Mit allen Situationen, in denen sie bewertet oder beurteilt werden, können sie viel besser umgehen als die meisten anderen Menschen.

Auf einen Blick:

Streben nach sozialer Akzeptanz, Zugehörigkeit und positivem Selbstwert
Ziel (hohe Ausprägung): Positives Selbstbild
Verhalten: bestätigend, gefügig
Glaubenssätze: Ich darf/will keinen Fehler machen.
Glaubenssätze (niedrige Ausprägung)**:** Ich kann alles schaffen.

Das Lebensmotiv Ordnung

Wenn das Lebensmotiv Ordnung stark ausgeprägt ist, strebt ein Mensch danach, gut zu organisieren. Wird dieses Bedürfnis befriedigt, fühlt er sich sicher – bleibt es unerfüllt, fühlt er sich unsicher, weil alles außer Kontrolle zu geraten scheint. Dieses Bestreben führt in erster Linie dazu, dass man planen und kategorisieren möchte, in zweiter Linie motiviert es auch zur „Reinlichkeit". Ist dieses Lebensmotiv stark ausgeprägt, möchte ein Mensch gern Regeln aufstellen, wobei er besonders auf Details achtet. Da diese Menschen sich in allen zwei- und mehrdeutigen Situationen unwohl fühlen, ziehen sie ein stabiles, berechenbares Umfeld vor und haben mitunter eine Vorliebe für Rituale. Personen, bei denen dieses Lebensmotiv schwach ausgeprägt ist, sind dagegen auf Flexibilität bedacht. Es widerstrebt ihnen, sich an Vorschriften zu halten, Formulare auszufüllen oder Dinge stets nach dem gleichen Schema zu tun. Sie achten oft nicht auf Details.

Auf einen Blick:

Streben nach Sicherheit, Klarheit, Struktur und Stabilität
Ziel (hohe Ausprägung)**:** Reinlichkeit, Stabilität, Organisation
Verhalten: Hang zu Regeln, Sauberkeit, (Zwangs-)Perfektion
Glaubenssätze: Ich will Organisation und Sauberkeit.
Glaubenssätze (niedrige Ausprägung)**:** Ich will Flexibilität in Prozessen / frei sein von Strukturen.

Das Lebensmotiv Sparen und Sammeln

Ist dieses Lebensmotiv stark ausgeprägt, strebt man danach, alles zu sammeln und zu horten. Wird dieses Bedürfnis befriedigt, fühlt man sich „gewappnet“ und vorbereitet – bleibt es unerfüllt, fühlt man sich unvorbereitet und „ausgeliefert“. Diese Menschen sind meist sparsam, manche sogar geizig. Sie heben gern Dinge auf und trennen sich nur ungern von diesen. Meist sind dies genügsame Menschen.
Ist das Lebensmotiv Sparen und Sammeln nur schwach ausgeprägt, ist ein Mensch eher großzügig, kann sogar verschwenderisch werden und zu einer Wegwerfmentalität neigen.

Auf einen Blick:

Streben nach Anhäufung materieller Güter und Eigentum
Ziel (hohe Ausprägung): Sammeln, Besitz
Verhalten: Sammeln, Sparsamkeit
Glaubenssätze: Ich will bewahren.
Glaubenssätze (niedrige Ausprägung)**:**Ich will frei sein von Besitz.

Das Lebensmotiv Ehre

Typisch für Menschen mit einer hohen Ausprägung dieses Lebensmotivs ist das Streben nach Treue und traditionell orientierter, moralisch-charakterlicher Integrität. Wird dieses Bedürfnis befriedigt, fühlt man sich mit sich im Reinen – bleibt es unerfüllt, empfindet man Schuld und Scham. Ehre ist vor allem auf den traditionellen Moralkodex bezogen, in abgeschwächter Form hat es auch mit Patriotismus oder Religion zu tun. Menschen mit einem stark ausgeprägten Ehre-Motiv wollen ihrem Kodex gemäß ehrlich und loyal leben. Sie sind hochsensibel für Fragen von Anstand, Charakter, Moral und Prinzipien. Oft schätzen sie auch Selbstdisziplin sehr hoch. Viele sind traditionsbewusst und legen großen Wert auf Loyalität – sei es Patriotismus oder Verbundenheit mit der eigenen Familie oder der (ethnischen) Gruppe, der man angehört.
Menschen, bei denen dieses Lebensmotiv eher schwach ausgeprägt ist, sind weniger darauf bedacht, ob etwas „richtig" ist: Sie fragen vor allem danach, ob es ihnen etwas bringt. Sie handeln zweckmäßig, halten es zum Beispiel für richtig, alles zu tun, um eine wichtige Aufgabe zu beenden. Manche glauben, dass jeder mehr oder weniger auf sich selbst bedacht ist. Sie ärgern sich, wenn andere ihnen mit selbstgerechtem Verhalten begegnen.

Auf einen Blick:

Streben nach Loyalität, Einhaltung eines Wertekanons oder eines Regelsystems
Ziel (hohe Ausprägung)**:** Moralität, Loyalität
Verhalten: von Prinzipien gesteuert, beruht auf Treue und Loyalität
Glaubenssätze: Ich will Prinzipien einhalten.
Ich orientiere mich an moralischen Werten.
Glaubenssätze (niedrige Ausprägung)**:** Ich will frei sein von Prinzipien.

Das Lebensmotiv Idealismus

Ist dieses Lebensmotiv stark ausgeprägt, möchten Menschen sich sozial engagieren, streben nach sozialer Gerechtigkeit und Fairness. Sie legen Wert auf humanitäre Belange und Gerechtigkeit und interessieren sich für gesellschaftliche Entwicklungen. Wird dieses Bedürfnis befriedigt, fühlen sie sich als „Gleicher unter Gleichen“ – bleibt es unerfüllt, fühlen sie sich ungerecht behandelt. Menschen mit einem hoch ausgeprägten Idealismus-Motiv sind oft Mitglieder wohltätiger, humanistischer Gruppen.
Menschen mit schwacher Ausprägung dieses Motivs kümmern sich dagegen eher nicht um gesellschaftliche Entwicklungen, sondern sind auf sich und ihren unmittelbaren Freundes- oder Bekanntenkreis bezogen. Sie glauben auf eine nüchterne Art, dass Ungerechtigkeit zum Leben gehört und dass man wenig daran ändern kann.

Auf einen Blick:

Streben nach sozialer Gerechtigkeit und Fairness.
Ziel (hohe Ausprägung): ein faires, gerechtes Miteinander
Verhalten: sozial orientiert
Glaubenssätze: Ich will Gerechtigkeit für alle.
Glaubenssätze (niedrige Ausprägung)**:** Ich will Gerechtigkeit für mich.

Das Lebensmotiv Beziehungen

Personen mit einem stark ausgeprägten Beziehungs-Motiv sind gern in Interaktion mit anderen. Wird dieses Bedürfnis befriedigt, sind sie glücklich, bleibt es unerfüllt, fühlen sie sich einsam. Dieses Motiv begründet alle sozialen Handlungen und das Bedürfnis nach Nähe zu anderen; es bringt Menschen dazu Freundschaften zu schließen und soziale Fähigkeiten und Techniken zu erlernen.
Menschen mit hohen Werten beim Lebensmotiv Beziehungen interessieren sich für andere und verhalten sich anderen gegenüber aufmerksam, umgänglich und sozialkompetent. Viele suchen Spaß und Unterhaltung, einige können auch typische „Gruppenunterhalter" sein. Sie sind gesellig, knüpfen gern Kontakte und wünschen sich ein aktives Gesellschaftsleben.
Personen, bei denen dieses Motiv wenig ausgeprägt ist, leben dagegen eher zurückgezogen und vermeiden öffentliche Auftritte am liebsten. Viele gelten als ernste, verschlossene Menschen, die sich nicht um andere kümmern. Weil sie schüchtern sind, fangen sie selten ein Gespräch an. Sie haben vielleicht ein paar enge Freunde, aber sie sind nicht darauf aus, neue Freundschaften zu schließen.

Auf einen Blick:

Streben nach Freundschaft und Nähe zu anderen, Freude und Humor.
Ziel (hohe Ausprägung): Freundschaft, Spaß
Verhalten: gern unterwegs auf Partys, Festen, in Clubs und Organisationen
Glaubenssätze: Ich will mit Menschen zusammen sein. Ich will Spaß haben.
Glaubenssätze (niedrige Ausprägung)**:** Ich will allein sein.

Das Lebensmotiv Familie

Die Ausprägung dieses Lebensmotivs zeigt sich im Streben danach, eigene Kinder zu erziehen. Menschen mit einem starken Familien-Motiv mögen es, viel Zeit mit ihren Kindern zu verbringen und stellen deren Bedürfnisse oft über die eigenen. Dieses Motiv der elterlichen Bindung an die Kinder hat nichts mit der Beziehung der Kinder zu den Eltern zu tun, die auf dem Lebensmotiv Ehre beruht. Für Personen mit einem stark ausgeprägten Familien-Motiv ist es der Inbegriff von Glück, eine Familie zu haben. Sie lieben ihre Kinder nicht nur, sondern verbringen auch gern einen beträchtlichen Teil ihrer Zeit mit ihnen.

Personen, bei denen dieses Motiv nur schwach ausgeprägt ist, empfinden die Pflichten des Elterndaseins eher als Last denn als Freude. Sie wollen deshalb lieber keine eigenen Kinder haben. Falls sie doch Eltern werden, schenken sie ihren Kindern wahrscheinlich weniger Aufmerksamkeit als andere Eltern und haben zu ihren Kindern insgesamt auch eine eher partnerschaftliche oder freundschaftliche als eine behütende Beziehung.

Auf einen Blick:

Streben nach Familienleben und danach, eigene Kinder zu erziehen.

Ziel (hohe Ausprägung): Kinder zu haben

Verhalten: Elternschaft, „ein Heim schaffen“

Glaubenssätze: Ich will von meinen Kindern geliebt werden.

Glaubenssätze (niedrige Ausprägung)**:** Ich will von Kindern unabhängig sein.

Das Lebensmotiv Status

Dieses Lebensmotiv zeigt sich im Streben nach Aufmerksamkeit und Prestige. Es begründet vor allem den Wunsch nach „social standing" und Reichtum, manchmal auch nach Ruhm und Ansehen. Personen mit stark ausgeprägtem Status-Motiv versuchen andere zu beeindrucken, indem sie sich mit berühmten Menschen umgeben, bei wichtigen Anlässen zeigen oder auch indem sie Statussymbole besitzen. Sie fühlen sich zu allem hingezogen, was mit Prestige zu tun hat: Reichtum und hoher sozialer Status bedeuten ihnen viel. Sie sind leicht mit Ruhm oder Prominenz zu beeindrucken. Statusorientierte Personen schätzen es, in einer vornehmen Gegend zu wohnen, teure Autos zu fahren und entsprechende Kleidung zu tragen. Auch ihr Ruf ist ihnen sehr wichtig.
Personen, deren Status-Motiv nur schwach ausgeprägt ist, legen dagegen großen Wert auf Bescheidenheit und Demut. Sie ziehen es vor sich unauffällig zu kleiden, preiswerte Autos zu fahren und bescheiden zu wohnen, oft selbst dann, wenn sie sich teurere Dinge leisten könnten. Sie achten oft nicht darauf, welche Stellung andere Menschen im Leben bekleiden. Reichtum und Ruhm lassen sie unbeeindruckt.

Auf einen Blick:

Streben nach „social standing", Reichtum, Titeln, öffentlicher Aufmerksamkeit
Ziel (hohe Ausprägung): Wohlstand, Aufmerksamkeit
Verhalten: (guten) Ruf pflegen, etwas „vorzeigen"
Glaubenssätze: Ich bin wichtig (bedeutsam, unverzichtbar) in der Wahrnehmung der anderen.
Glaubenssätze (niedrige Ausprägung)**:** Ich will gegenüber anderen nicht herausgehoben sein.

Das Lebensmotiv Rache und Wettkampf

Dieses Lebensmotiv ist primär aggressiver Natur und fördert den Wettbewerb und die Konkurrenz mit anderen. Menschen, deren Lebensmotiv Rache und Wettkampf stark ausgeprägt ist, haben ein sehr starkes Bedürfnis sich im Wettbewerb durchzusetzen. Manche neigen zu Aggressivität und Wutausbrüchen, die sie nur schwer beherrschen können. Viele von ihnen lieben den körperlichen Zweikampf „Mann gegen Mann" – sei es im Sport oder im beruflichen Wettstreit. Einem Streit oder einem Konflikt gehen sie kaum aus dem Weg. Mitunter neigen sie dazu, sich einfach um des Streites willen zu streiten, aus purer Lust an der Auseinandersetzung.

Personen, bei denen dieses Lebensmotiv nur schwach ausgeprägt ist, verhalten sich dagegen freundlich, liebenswert und friedlich-ausgleichend. Sie streiten sich nur ungern mit anderen und schlagen nur widerwillig zurück, wenn sie angegriffen werden. Sie gehen Konflikten lieber aus dem Weg oder versuchen zu vermitteln. Es widerstrebt ihnen, mit anderen im Wettstreit zu stehen – das Prinzip Kooperation liegt ihnen weit mehr. Sie können ihre Wut meist beherrschen, verbergen oder unterdrücken.

Auf einen Blick:

Streben nach Konkurrenz, Kampf, Aggressivität und Vergeltung
Ziel (hohe Ausprägung): Sieg
Verhalten: Vergeltung, Kampf, Aggression
Glaubenssätze: Ich will gewinnen. Ich will Vergeltung üben.
Glaubenssätze (niedrige Ausprägung): Ich will mich nicht mit anderen messen.

Das Lebensmotiv Eros

Dieses Motiv hat mit dem Streben nach Sexualität und Sinnlichkeit sowie mit dem Wunsch nach Schönheit zu tun. Menschen, bei denen das Lebensmotiv Eros stark ausgeprägt ist, haben häufige sexuelle Phantasien und verbringen viel Zeit damit, ihre sexuellen Interessen zu verfolgen. Ihr ausgeprägter Sexualtrieb kann bis zur Promiskuität gehen. Sehr viele Menschen mit einem starken Bedürfnis nach Liebe und Sexualität sind zugleich außergewöhnlich empfänglich für Schönheit und Kunst. Menschen mit einem schwach ausgeprägten Eros-Motiv denken kaum an Sex und tendieren zu einem eher asketischen, wenig sinnlichen Lebensstil. Für Sex und andere „schöne Dinge" bringen sie nicht viel Zeit und Energie auf, weder im Denken noch im Tun.

Auf einen Blick:

Streben nach einem erotischen Leben, Sexualität und Schönheit
Ziel (hohe Ausprägung): Schönheit, Sex, Erotik
Verhalten: lustvoll, sinnlich
Glaubenssätze: Ich will Sinnlichkeit.
Glaubenssätze (niedrige Ausprägung)**:** Ich brauche keine Sinnlichkeit.

Das Lebensmotiv Essen

Menschen, bei denen dieses Lebensmotiv stark ausgeprägt ist, haben einen großen Appetit, die meisten von ihnen essen so gut wie alles und denken häufig an Essen. Die meisten von ihnen kochen gern oder mögen es, Gerichte für besondere Anlässe zusammenzustellen.
Personen mit einem schwach ausgeprägten Lebensmotiv Essen sind hingegen keine großen Esser. Das Kochen oder das Planen von Mahlzeiten gehören nicht zu ihren liebsten Beschäftigungen und in Bezug auf Nahrungsmittel sind sie eher mäklig.

Auf einen Blick:

Streben nach Nahrung und „Speisen“
Ziel (hohe Ausprägung): viel und gut essen
Verhalten: Essen und kochen zelebrieren, „tafeln“
Glaubenssätze: Ich will Essen genießen.
Glaubenssätze (niedrige Ausprägung)**:** Ich will einfach nur meinen Hunger stillen.

Das Lebensmotiv Körperliche Aktivität

Dieses Motiv treibt Menschen zu energischen, körperlichen, vor allem sportlichen Aktivitäten an. Es ist verbunden mit dem Bedürfnis, den eigenen Körper und die Muskeln zu spüren und einzusetzen. Wird dieses Bedürfnis befriedigt, fühlt man sich vital – bleibt es unbefriedigt, ist man dagegen rastlos und unruhig.
Personen mit einer hohen Ausprägung dieses Motivs müssen sich „spüren" und regelmäßig sportlich betätigen. Sie legen großen Wert auf Fitness, Vitalität und Kondition. Viele körperlich aktive Menschen nehmen gern an sportlichen Wettkämpfen teil oder gehen regelmäßig in Fitness-Clubs, bevorzugen einen charakteristisch „aktiven Lebensstil", wobei sie auch darauf achten, wie sportlich andere sind.
Menschen mit einem gering ausgeprägten Motiv in diesem Bereich folgen hingegen eher dem Motto: In der Ruhe liegt die Kraft. Sie ziehen einen geruhsamen Lebensstil vor, besonders, wenn sie älter werden. Ihre mangelnde Freude an körperlicher Bewegung führt oft zu Gewichtsproblemen. Manche inaktiven Menschen trainieren zwar regelmäßig, aber nicht, weil es ihnen Spaß macht, sondern lediglich „pflichtbewusst" aus gesundheitlichen Gründen.

Auf einen Blick:

Streben nach Fitness und Bewegung im Sinne, den eigenen Körper spüren zu wollen
Ziel (hohe Ausprägung): Fitness
Verhalten: Lust, den „Körper zu spüren", Sport treiben
Glaubenssätze: Ich will stark, fit und gesund sein.
Glaubenssätze (niedrige Ausprägung)**:** Ich will faul sein.

Das Lebensmotiv Emotionale Ruhe

Menschen mit einem stark ausgeprägten Lebensmotiv Ruhe streben nach emotionaler Stabilität und Sicherheit. Sie handeln eher vorsichtig, agieren besonders stresssensibel, machen sich viele Sorgen. Diese Menschen können Schmerzen nur schwer ertragen und empfinden das Leben häufig als stressig und anstrengend. Sie entwickeln mehr Ängste als andere, manche neigen zu Panikattacken.
Ist dieses Motiv nur schwach ausgeprägt, sind Menschen stressrobust und kaum ängstlich, sondern eher unternehmungs- und abenteuerlustig. Sie gehen gern Risiken ein oder bringen sich in Gefahr. Nicht wenige fühlen sich in Stresssituationen sogar besonders wohl.

Auf einen Blick:

Streben nach Entspannung und emotionaler Sicherheit
Ziel (hohe Ausprägung): Entspannung, Sicherheit
Verhalten: Stressvermeidung
Glaubenssätze: Ich will vorsichtig sein (ich habe Angst).
Glaubenssätze (niedrige Ausprägung)**:**Ich suche das Risiko.

2.4 Finde es heraus: Was treibt dich an?

Um deine individuellen Motive zu erkennen, kannst du natürlich dein Reiss Profil bei einem ausgebildeten Coach ermitteln lassen. Dieser wird einen umfangreichen Test mit dir machen, diesen dann qualifiziert auswerten und dir ein Trainingsprogramm erstellen, das auf deiner individuellen Motivkombination basiert.
Einen ersten Schritt deinen Motiven auf die Spur zu kommen, hast du aber in jedem Fall schon getan, indem du dich mit diesem Buch hier befasst. Auf den folgenden Seiten findest du einen vereinfachten Selbsttest, der auf dem ausführlichen Reiss-Profil-Test basiert. Dieser Selbsttest gibt dir die Möglichkeit dein Wissen über deine tatsächlichen Lebensmotive zu vertiefen. Du bekommst hier auf jeden Fall schon einmal eine Tendenz zum Thema: Was treibt mich an?

Spontantest: Was sagt dein Selbstbild?

Auf den vorhergehenden Seiten sind die Lebensmotive bereits detailliert beschrieben. Vielleicht hast du dabei schon erkannt, aus welchen Lebensbereichen sich deine Motivation speist. In der folgenden Übersicht findest du einen Schnelltest, in dem zu jedem Lebensmotiv zwei Aussagen angegeben sind. Wenn eine der beiden auf dich zutrifft, setzt du ein Kreuz in das Kästchen neben der Aussage. Findest du spontan keine der beiden Aussagen auf dich zutreffend, so spielt dieses Motiv möglicherweise keine große Rolle für dich oder du kennst beide Situationen. Dann setze dein Kreuz in der Mitte.
Du siehst dann auf einen Blick, wo es sehr starke oder sehr schwache Motivationsausprägungen in deinem persönlichen Profil gibt. Diese bestimmen wahrscheinlich deine Wünsche, Bedürfnisse und auch dein Verhalten – und das kannst du nutzen, um auf der Welle deiner individuellen Motive zum Ziel zu surfen!

Selbsttest Eigenwahrnehmung

Zu jedem Lebensmotiv findest du in der folgenden Übersicht zwei Aussagen – entscheide dich bitte spontan, welche dir eher entspricht: Falls es die erste Aussage ist, kreuze das grüne Kästchen an, ist es die zweite, setzt du dein Kreuz in das rote Kästchen. Wenn beide Aussagen nicht zutreffen, vermerke ein kleines Kreuz in dem mittleren Kästchen der Übersicht, also genau zwischen den beiden Kästchen. Die kleinen Kreuze kannst du zum Schluss mit einer Linie verbinden: Wo schlägt deine Welle nach links aus? Diese Motive leiten dich mehr als die anderen. Und wo weist die Linie nach rechts? In diesen Bereichen ist das entsprechende Motiv wahrscheinlich gering ausgeprägt.

Macht	„Ich übernehme gern Verantwortung und führe andere."	☐	☐	☐	„Ich muss nicht der Chef sein, sondern orientiere mich gern an anderen."
Unabhängigkeit	„Ich agiere gern frei und eigenständig."	☐	☐	☐	„Ich bin sehr teamfähig."
Neugier	„Ich bin wissbegierig und möchte immer gern Neues lernen."	☐	☐	☐	„Ich will nur das wissen, was ich brauche - ich bin eher praktisch orientiert."
Anerkennung	„Ich bin eher perfektionistisch und will anderen gefallen."	☐	☐	☐	„Ich bin schon recht selbstbewusst und gehe davon aus, dass ich alles schaffen kann."
Ordnung	„Ich brauche klare Strukturen und Sauberkeit, plane gern verbindlich."	☐	☐	☐	„Ich bin gern flexibel und spontan, deshalb möchte ich frei sein von Strukturen."
Sparen/ Sammeln	„Ich will Dinge bewahren, möchte nichts verschwenden."	☐	☐	☐	„Ich bin gern großzügig und sicher kein Pfennigfuchser."

Ehre	„Ich möchte moralische Werte einhalten und bin prinzipienfest."	☐ ☐ ☐	„Ich will nach meinen eigenen Regeln leben, nicht nach den moralischen Werten anderer."
Idealismus	„Ich will Gerechtigkeit und setze mich auch dafür ein."	☐ ☐ ☐	„Ich bin eher pragmatisch und denke, dass sich jeder zuallererst um sich selbst kümmert."
Beziehungen	„Ich bin gesellig und gern mit Menschen zusammen."	☐ ☐ ☐	„Ich lebe gern zurückgezogen und bin am liebsten allein."
Familie	„Ich will (m)einen Partner und eigene Kinder umsorgen."	☐ ☐ ☐	„Ich will nicht durch Familie und Kinder eingeengt sein."
Status	„Ich will gesehen und von anderen für wichtig gehalten werden."	☐ ☐ ☐	„Ich halte nichts von Statussymbolen und lebe gern bescheiden."
Rache/ Kampf	„Ich will gewinnen und kämpfe auch dafür."	☐ ☐ ☐	„Ich will in Harmonie leben, Streit brauche ich wirklich nicht."
Eros	„Ich will möglichst oft Sex."	☐ ☐ ☐	„Ich brauche nur wenig Sex."
Essen	„Ich will Essen wirklich genießen, ich koche und tafle gern."	☐ ☐ ☐	„Ich esse einfach, um mich zu ernähren, ansonsten bin ich an diesem Thema nicht interessiert."
Körperliche Aktivität	„Ich will mich bewegen, fit sein, meinen Körper spüren."	☐ ☐ ☐	„Ich mag es gemütlich und muss mich nicht körperlich anstrengen."
Emotionale Ruhe	„Ich bin lieber vorsichtig - Sicherheit ist mir sehr wichtig."	☐ ☐ ☐	„Ich brauche immer wieder Abwechslung und gehe auch gern mal ein Risiko ein."

(Quelle: Reiss, S. (2000a): Who am I. The 16 basic desires that motivate our actions and define our personalities. New York: Tarcher/Putnam.)

Spontantest: Wie sehen dich andere?

Wenn es um die Lebensmotive geht, ist immer auch der Blick von anderen Menschen sehr aufschlussreich: Wie sehen dich Freunde, Bekannte oder Kollegen? Lass deinen Partner, einen Freund oder einen Kollegen anhand des folgenden Fragebogens einschätzen, wie er dich sieht! Stimmt dessen Einschätzung mit deiner eigenen überein? Im besten Fall sind sich die Einschätzungen ähnlich. Solltest du feststellen, dass dieser andere Mensch dich total anders einschätzt als du selbst dich siehst, hole am besten noch die Meinung von ein, zwei anderen Freunden ein. Falls sich dabei die Diskrepanz zwischen Eigen- und Fremdwahrnehmung bestätigt, rate ich dir zu einem Coaching: Ein Coach ist jemand, der seinen Klienten als neutrale Person sehen und daher tatsächlich Lebenshilfe leisten kann. Informationen und Empfehlungen findest du auf meiner Website.

Selbsttest Fremdwahrnehmung

Zu jedem Lebensmotiv findest du in der folgenden Übersicht zwei Aussagen – entscheide dich bitte spontan, welche dem Menschen, den du einschätzen möchtest, eher entspricht. Falls es die erste Aussage ist, kreuze das grüne Kästchen an, ist es die zweite, setzt du dein Kreuz in das rote Kästchen. Wenn beide Aussagen nicht zutreffen, vermerke dein Kreuz in dem mittleren Kästchen der Übersicht, also genau zwischen den beiden Kästchen. Die kleinen Kreuze kannst du zum Schluss mit einer Linie verbinden: Wo schlägt die Welle für ihn oder sie nach links? Diese Motive leiten denjenigen Menschen mehr als die anderen. Und wo weist die Linie nach rechts? In diesen Bereichen ist das entsprechende Motiv bei dieser Person wahrscheinlich gering ausgeprägt.

Macht	„Er/Sie führt nicht so gern an, sondern orientiert sich eher an anderen."	☐	☐	☐	„Dieser Mensch ist gern der Chef, übernimmt Verantwortung und hat gern das Sagen."
Unabhängigkeit	„Dieser Mensch ist sehr teamfähig und kann sich gut auf andere einstellen."	☐	☐	☐	„Er/Sie agiert am liebsten sehr frei und eigenständig."

Neugier	„Er/Sie will nur das wissen, was er wirklich braucht und ist eher praktisch orientiert."	☐ ☐ ☐	„Er/Sie ist sehr wissbegierig und möchte immer gern Neues lernen."
Anerkennung	„Er/Sie ist schon recht selbstbewusst und geht offensichtlich davon aus, dass er alles schaffen kann."	☐ ☐ ☐	„Er/Sie ist schon eher perfektionistisch und es ist ihm wichtig, anderen zu gefallen."
Ordnung	„Er/Sie ist am liebsten flexibel und spontan, deshalb mag er Strukturen und feste Vorgaben nicht so gern."	☐ ☐ ☐	„Er/Sie braucht klare Strukturen, plant gern verbindlich und zuverlässig. Alles soll seine Ordnung haben."
Sparen/ Sammeln	„Er/Sie ist eher der großzügige Typ und hält nichts vom Sparen."	☐ ☐ ☐	„Dieser Mensch will Dinge bewahren, und hasst es, etwas zu verschwenden."
Ehre	„Er/Sie will nach seinen eigenen Regeln leben, nicht nach den moralischen Werten anderer."	☐ ☐ ☐	„Er/Sie legt Wert darauf, moralische Werte einzuhalten und ist prinzipienfest."
Idealismus	„Ein eher pragmatischer Mensch, der meint, dass sich jeder zuallererst um sich selbst kümmern sollte."	☐ ☐ ☐	„Er will Gerechtigkeit und setzt sich auch dafür ein."
Beziehungen	„Dieser Mensch lebt zurückgezogen und ist gern allein."	☐ ☐ ☐	„Er/Sie ist gesellig und gern mit Menschen zusammen."
Familie	„Er/Sie mag es nicht, durch Familie und Kinder eingeengt zu sein."	☐ ☐ ☐	„Er/Sie will (s)eine(n) Partner(in) und die Kinder umsorgen."
Status	„Er/Sie hält nichts von Statussymbolen und lebt gern bescheiden."	☐ ☐ ☐	„Er/Sie will gesehen und von anderen für wichtig gehalten werden."

Rache/ Kampf	„Er/Sie will in Harmonie leben, Streit mag er/sie wirklich nicht."	☐	☐	☐	„Er/Sie will gewinnen und kämpft auch energisch dafür."
Eros	„Er/Sie braucht wohl nur wenig Sex und hält auch Äußerlichkeiten nicht für so wichtig."	☐	☐	☐	„Er/Sie mag Sex wahrscheinlich recht gern."
Essen	„Er/Sie isst einfach, um sich zu ernähren, ansonsten ist er/sie an diesem Thema nicht interessiert."	☐	☐	☐	„Er/Sie will Essen wirklich genießen, kocht und tafelt gern."
Körperliche Aktivität	„Er/Sie mag es eher gemütlich und will sich nicht unbedingt körperlich anstrengen."	☐	☐	☐	„Er/Sie mag es, sich zu bewegen, fit zu sein, seinen Körper zu spüren."
Emotionale Ruhe	„Er/Sie braucht immer wieder Abwechslung und geht gern auch mal ein Risiko ein."	☐	☐	☐	„Er/Sie ist lieber vorsichtig. Sicherheit ist ihm/ihr sehr wichtig."

(Quelle: Reiss, S. (2000a): Who am I. The 16 basic desires that motivate our actions and define our personalities. New York: Tarcher/Putnam.)

„Er/Sie ist lieber vorsichtig - Sicherheit ist ihm/ihr sehr wichtig." Selbsttest – ein Blick auf die Welle, die dich trägt

Reicht dir der „Spontantest" auf den vorigen Seiten nicht aus? Dann kommst du mit dem folgenden Test bestimmt besser zurecht! Hier findest du zu jedem Lebensmotiv vier Aussagen, denen du zustimmen oder die du ablehnen kannst. Durch diese Statements bekommst du ein Gefühl dafür, welche Lebensmotive dich stärker als andere bestimmen. Dieses Wissen kannst du gezielt nutzen, um deine Trainingsplanung effektiver zu gestalten.

Wichtig: Diese Fragen ersetzen kein Reiss Profil. Falls du dich noch konkreter mit deinen Lebensmotiven befassen willst, empfehle ich dir einen Test bei einem Coach, der mit dem Reiss Profil arbeitet.

Lebensmotiv Macht

Bewerte dieses Motiv hoch, wenn du den folgenden Aussagen zustimmst.

❏ Im Vergleich zu anderen Menschen meines Alters bin ich sehr ehrgeizig.

❏ Gewöhnlich strebe ich nach einer Führungsrolle und übernehme gern die Verantwortung.

Das Motiv ist niedrig ausgeprägt, wenn die folgenden Aussagen auf dich zutreffen.

❏ Ich bin viel weniger ehrgeizig als andere in meinem Alter.

❏ In den meisten sozialen Situationen ordne ich mich lieber unter.

Lebensmotiv Unabhängigkeit

Bewerte dieses Motiv hoch, wenn du den folgenden Aussagen zustimmst.

❏ Normalerweise nehme ich Ratschläge von anderen nicht an.

❏ Für mich ist es ausgesprochen wichtig, mich selbst zu behaupten, ohne auf andere angewiesen zu sein.

Das Motiv ist niedrig ausgeprägt, wenn die folgenden Aussagen auf dich zutreffen.

❏ Verglichen mit anderen in meinem Alter bin ich viel stärker als diese auf meinen Partner fixiert.

❏ Ich arbeite und lebe gern mit anderen und finde es gut, einander zu unterstützen.

Lebensmotiv Neugier

Bewerte dieses Motiv hoch, wenn du den folgenden Aussagen zustimmst.

❑ Verglichen mit anderen in meinem Alter stelle ich viele Fragen und bin wissensdurstig.

❑ Ich denke oft und gern über Wahrheit nach.

Das Motiv ist niedrig ausgeprägt, wenn die folgenden Aussagen auf dich zutreffen.

❑ Geistige Aktivitäten mag ich nicht so gern.

❑ Ich stelle selten unnötige Fragen.

Lebensmotiv Anerkennung

Bewerte dieses Motiv hoch, wenn du den folgenden Aussagen zustimmst.

❑ Ich setze mir gern Ziele, die ich einfach und schnell erreichen kann.

❑ Wenn ich etwas nicht schaffe, werfe ich schon mal die Flinte ins Korn, und auch mit Kritik kann ich nicht so gut umgehen.

Das Motiv ist niedrig ausgeprägt, wenn die folgenden Aussagen auf dich zutreffen.

❑ Ich habe ein hohes Selbstvertrauen.

❑ Wenn ich kritisiert werde, regt mich das nicht sehr auf; ich kann mit Kritik wohl besser umgehen als die meisten anderen Menschen.

Lebensmotiv Ordnung

Bewerte dieses Motiv hoch, wenn du den folgenden Aussagen zustimmst.

❑ Ich bin erheblich besser organisiert als die meisten Menschen.

❑ Ich habe viele Regeln und versuche, diese auch sehr konsequent zu befolgen.

Das Motiv ist niedrig ausgeprägt, wenn die folgenden Aussagen auf dich zutreffen.

❑ Mein Arbeitsplatz sieht ziemlich chaotisch aus.

❑ Ich hasse es zu planen.

Lebensmotiv Sparen und Sammeln

Bewerte dieses Motiv hoch, wenn du den folgenden Aussagen zustimmst.

❑ Ich bin ein Sammler.

❑ Ich gebe viel weniger Geld aus als die meisten anderen Menschen, wahrscheinlich halten mich manche für geizig.

Das Motiv ist niedrig ausgeprägt, wenn die folgenden Aussagen auf dich zutreffen.

❑ Ich gebe gern Geld aus.

❑ Ich bin eher großzügig und spare kaum.

Lebensmotiv Ehre

Bewerte dieses Motiv hoch, wenn du den folgenden Aussagen zustimmst.

❑ Ich bin sehr prinzipienfest.

❑ Andere Menschen halten mich für loyal.

Das Motiv ist niedrig ausgeprägt, wenn die folgenden Aussagen auf dich zutreffen.

❑ Ganz ehrlich: ich glaube, jeder ist sich selbst der Nächste.

❑ Die so genannte Moral finde ich nicht so besonders wichtig.

Lebensmotiv Idealismus

Bewerte dieses Motiv hoch, wenn du den folgenden Aussagen zustimmst.

❑ Ich bringe Opfer, wenn es um soziale oder humanitäre Themen geht.

❑ Ich habe schon mehrmals ehrenamtlich gearbeitet oder großzügig gespendet.

Das Motiv ist niedrig ausgeprägt, wenn die folgenden Aussagen auf dich zutreffen.

❑ Soziale Themen im großen Stil interessieren mich nicht so sehr, ich konzentriere mein Mitgefühl auf mich, meine Familie oder enge Freunde.

❑ Ich glaube nicht an caritative Arbeit.

Lebensmotiv Beziehung

Bewerte dieses Motiv hoch, wenn du den folgenden Aussagen zustimmst.

❏ Ich brauche ständig Menschen um mich herum, um mich wirklich glücklich zu fühlen.

❏ Ich gelte als jemand, der gern Spaß hat.

Das Motiv ist niedrig ausgeprägt, wenn die folgenden Aussagen auf dich zutreffen.

❏ Ich bin eher ein zurückgezogener, ruhiger Typ, die Menschen aus meiner Familie oder enge Freunde reichen mir vollauf.

❏ Partys mag ich nicht.

Lebensmotiv Familie

Bewerte dieses Motiv hoch, wenn du den folgenden Aussagen zustimmst.

❏ Es ist sehr wichtig für mich, Kinder großzuziehen.

❏ Verglichen mit anderen Eltern, die ich kenne, verbringe ich viel mehr Zeit mit meinen Kindern.

Das Motiv ist niedrig ausgeprägt, wenn die folgenden Aussagen auf dich zutreffen.

❏ Ich empfinde die Vorstellung mich um Kinder kümmern zu müssen als Belastung.

❏ Ich möchte gern unabhängig und frei leben, unbelastet von der Verantwortung für eine Familie.

Lebensmotiv Status

Bewerte dieses Motiv hoch, wenn du den folgenden Aussagen zustimmst.

❏ Ich möchte am liebsten immer das Beste und das Teuerste kaufen, oft auch, um andere Menschen damit zu beeindrucken.

❏ Einen großen Teil meiner Zeit verbringe ich damit, dass ich in angesagten Organisationen oder Vereinen Mitglied bin.

Das Motiv ist niedrig ausgeprägt, wenn die folgenden Aussagen auf dich zutreffen.

❏ Normalerweise ist es mir egal, was andere über mich denken.

❏ Ich lasse mich von Reichtum viel weniger beeindrucken als die meisten anderen Menschen, die ich kenne.

Lebensmotiv Rache/Kampf

Bewerte dieses Motiv hoch, wenn du den folgenden Aussagen zustimmst.

❏ Ich kann meine Wut nur schwer kontrollieren und bin eher aggressiv.

❏ Wettbewerbssituationen liebe ich.

Das Motiv ist niedrig ausgeprägt, wenn die folgenden Aussagen auf dich zutreffen.

❏ Im Vergleich zu anderen Menschen dauert es bei mir ziemlich lange, ehe ich wütend werde, selbst auf Beleidigungen reagiere ich oft nicht.

❏ Konkurrenzsituationen mag ich gar nicht.

Lebensmotiv Eros

Bewerte dieses Motiv hoch, wenn du den folgenden Aussagen zustimmst.

❏ Im Vergleich zu anderen Menschen meines Alters suche ich überdurchschnittlich oft nach sinnlichen Erlebnissen und habe ein starkes Bedürfnis nach Sex.

❏ Ich verbringe mehr Zeit als andere damit, mich mit dem Thema Schönheit zu befassen.

Das Motiv ist niedrig ausgeprägt, wenn die folgenden Aussagen auf dich zutreffen.

❏ Ich denke selten an Sex und habe wenig sexuelle Bedürfnisse.

❏ Äußerlichkeiten sind mir nicht so wichtig: Es macht mir nichts aus, in einer Umgebung zu sein, die nicht so schön ist.

Lebensmotiv Essen

Bewerte dieses Motiv hoch, wenn du den folgenden Aussagen zustimmst.

❏ Verglichen mit anderen Menschen meines Alters in meinem Bekanntenkreis verwende ich ungewöhnlich viel Zeit auf das Thema Essen.

❏ Ich interessiere mich für kulinarische Themen: ausgefallene Rezepte, genussvolle Ernährung – Essen finde ich toll!

Das Motiv ist niedrig ausgeprägt, wenn die folgenden Aussagen auf dich zutreffen.

❏ Ich habe noch nie Gewichtsprobleme gehabt und esse selten mehr als nötig.

❏ Essen ist für mich einfach nur Nahrungsaufnahme, nicht mehr.

Lebensmotiv körperliche Aktivität

Bewerte dieses Motiv hoch, wenn du den folgenden Aussagen zustimmst.

❑ Ich habe mein ganzes Leben lang Sport getrieben.

❑ Sport spielt in meinem Leben eine wichtige Rolle.

Das Motiv ist niedrig ausgeprägt, wenn die folgenden Aussagen auf dich zutreffen.

❑ Ich bin immer bewegungsfaul gewesen.

❑ Ich habe einen eher gemächlichen Lebensstil.

Lebensmotiv Emotionale Ruhe

Bewerte dieses Motiv hoch, wenn du den folgenden Aussagen zustimmst.

❑ Ich bekomme Angst, wenn ich mich zittrig fühle oder sich mein Herzschlag beschleunigt.

❑ Ich bin in der Regel eher ängstlich und scheu.

Das Motiv ist niedrig ausgeprägt, wenn die folgenden Aussagen auf dich zutreffen.

❑ Ich bin ein mutiger Mensch – riskante Situationen kann ich genießen.

❑ Ich habe erheblich weniger Ängste als andere Menschen meines Alters.

Macht	Unabhängigkeit	Neugier	Anerkennung	Ordnung	Sparen, sammeln	Ehre	Idealismus
☐	☐	☐	☐	☐	☐	☐	☐
☐	☐	☐	☐	☐	☐	☐	☐
☐	☐	☐	☐	☐	☐	☐	☐
☐	☐	☐	☐	☐	☐	☐	☐
☐	☐	☐	☐	☐	☐	☐	☐

Auswertung

(In Anlehnung an das Reiss Profil, ersetzt es jedoch nicht)

Und so trägst du deine Ergebnisse ein:
Wenn du beiden bestätigenden Aussagen zu einem Lebensmotiv zustimmst, setze einen Punkt in die obere Zeile über dem Motiv (dunkelgrüner Bereich). Trifft nur eine der bestätigenden Aussagen auf dich zu, setze den Punkt in die zweite Zeile (hellgrün).

Beispiel: Lebensmotiv Macht; bestätigende Aussagen sind:
❏ Im Vergleich zu anderen Menschen meines Alters bin ich sehr ehrgeizig.
und:
❏ Gewöhnlich strebe ich nach einer Führungsrolle und übernehme gern die Verantwortung.

Passen dagegen die ablehnenden Aussagen eher zu dir, setze einen Punkt in die untere Zeile unter

Beziehungen	Familie	Status	Rache, Kampf	Eros	Essen	Körperliche Aktivität	Emotionale Ruhe
☐	☐	☐	☐	☐	☐	☐	☐
☐	☐	☐	☐	☐	☐	☐	☐
☐	☐	☐	☐	☐	☐	☐	☐
☐	☐	☐	☐	☐	☐	☐	☐
☐	☐	☐	☐	☐	☐	☐	☐

dem Motiv (dunkelroter Bereich). Trifft nur eine der ablehnenden Aussagen auf dich zu, setze den Punkt in die vorletzte Zeile (hellrot).

Beispiel: Lebensmotiv Macht; ablehnende Aussagen sind:

❑ Ich bin viel weniger ehrgeizig als andere in meinem Alter.

und:

❑ In den meisten sozialen Situationen ordne ich mich lieber unter.

Hast du zu einem der Lebensmotive alle, keine oder aus jeder Rubrik (zustimmend und ablehnend) jeweils eine Antwort angekreuzt, setze den Punkt genau in die Mitte (weißer Bereich).
Wenn du alle Fragen und Antworten vermerkt hast, verbinde die Punkte zu einer Linie. Spannend für deine Motivationsstrategie sind alle Wellenberge und -täler: Da, wo sich die Welle im dunkelgrünen oder dunkelroten Bereich befindet, ist ein Lebensmotiv wahrscheinlich besonders stark oder besonders schwach ausgeprägt. Deine individuelle Motivstruktur beeinflusst sowohl deine Trainingsstrategie als auch deinen Lifestyle.

2.5 Finde deine persönliche Strategie

Du hast nun festgestellt, welche Lebensmotive für dich bestimmend sind. Hier findest du eine Anregung dazu, wie du die dabei gewonnenen Erkenntnisse für die Planung im Bereich Sport und Fitness nutzen kannst.

Die Strategie zum Lebensmotiv Macht

Wenn dieses Lebensmotiv in deinem Profil stark ausgeprägt ist, solltest du deinen Ehrgeiz nutzen und so trainieren, dass du möglichst viel selbst entscheiden kannst. Sei es, dass dein Trainingsplan von dir allein erstellt wird, oder dass du Ort, Zeit und Dauer des Trainings festlegst: Wichtig ist, dass du das Gefühl hast alles selbst in der Hand zu haben.
Ist dieses Lebensmotiv in deinem Profil niedrig ausgeprägt, macht es dir wahrscheinlich Spaß, dich an anderen zu orientieren. Am besten suchst du dir ein sportliches Vorbild, dem du gerne nacheiferst.

Die Strategie zum Lebensmotiv Unabhängigkeit

Unabhängigkeit ist dir sehr wichtig? Dann trainierst du sicher lieber allein, ohne dich auf andere einstellen zu müssen. Wahrscheinlich bevorzugst du einen einsamen Strand für ein erfüllendes sportliches Erlebnis.
Wenn dir Unabhängigkeit weniger wichtig ist, genießt du es Teil eines Ganzen zu sein. Du findest es schöner im Team zu trainieren und es motiviert dich deine Erfahrungen mit anderen Menschen zu teilen. Nutze daher die Möglichkeit dich einer Gruppe anzuschließen: So macht es dir mehr Spaß.

Die Strategie zum Lebensmotiv Neugier

Wenn dieses Motiv bei dir stark ausgeprägt ist, interessiert dich wahrscheinlich alles, was es über Fitness zu wissen gibt. Egal, ob es sich um den wissenschaftlichen Hintergrund des Trainings, die genaue Beschreibung verschiedener Techniken oder um interessante Tipps zur Ernährung handelt: Du willst alles erfahren.
Das Motiv Neugier ist in deinem Profil eher niedrig? Dann möchtest du wahrscheinlich genau das an Wissen bekommen, was für die ersten Schritte wichtig ist. In diesem Buch findest du am Ende jedes Kapitels Kästen, die die Inhalte zusammenfassen: So musst du nicht das ganze Kapitel lesen, sondern kannst zunächst das Wesentliche auf einen Blick erfassen.

Die Strategie zum Lebensmotiv Anerkennung

Anerkennung ist dir wichtig? Dann genießt du bestimmt sportlichen Spaß in der Gruppe. Wenn andere deine Fortschritte bewundern, macht dich das froh.
Wenn dieses Motiv gering ausgeprägt ist, bist du relativ unabhängig von der Anerkennung anderer. Dein hohes Selbstbewusstsein kannst du nutzen, um dir entsprechend ambitionierte Ziele zu setzen und diese zu erreichen. Dabei kannst du dich selbst mit passenden Glaubenssätzen stärken, wie etwa: „Ich kann alles schaffen!".

Die Strategie zum Lebensmotiv Ordnung

Das Lebensmotiv Ordnung findet sich auf den vorderen Rängen in deinem Profil? Dann motiviert es dich einen Trainingsplan und feste Termine im Kalender vorgemerkt zu haben. Jeden Abend zum Sport, jeden Samstag an den Strand: eine solche Planung macht dich zufrieden.
Für alle, deren Lebensmotiv Ordnung sehr niedrig ist, eignet sich eine flexible Sportplanung: Festgelegte Zeiten für dein Training sind dir ein Gräuel. Am besten überlistest du dich selbst, indem du deine Trainingseinheiten mit lieb gewordenen anderen Aktivitäten verbindest. So könntest du Treffen mit Freunden sportlich und aktiv gestalten: spontan, frei, ungeplant, so wie du es magst.

Die Strategie zum Lebensmotiv Sparen und Sammeln

Du sparst und sammelst gern? Dann entspricht es dir vielleicht, auch Sportarten „zu sammeln“: Probiere einfach immer wieder mal etwas Neues aus! Dabei gefallen dir bestimmt die Sportarten besonders gut, für die du nicht unbedingt viel ausgeben musst, also beispielsweise laufen oder schwimmen. Oder auch solche, bei denen du dein einmal vorhandenes Equipment wieder einsetzen kannst. Sammelleidenschaft ist dir fremd? Perfekt. Dann passt ein Sport in der Natur ohne große Ausstattung genau zu dir.

Die Strategie zum Lebensmotiv Ehre

Wenn das Lebensmotiv Ehre in deinem Profil dominant ist, wird es dich besonders zufrieden machen, wenn du anhand einer straffen Trainingsplanung deine hohe Disziplin unter Beweis stellen kannst.
Ist dieses Lebensmotiv in deinem Profil eher niedrig ausgeprägt, macht dir eine flexible Trainingsplanung deutlich mehr Spaß – und wahrscheinlich gehörst du auch zu den Typen, die gern mal bis an die Grenzen des Erlaubten gehen. Übertreib's aber nicht...

Die Strategie zum Lebensmotiv Idealismus

Mit einem hoch ausgeprägten Idealismus-Motiv bist du auch beim Sport gern für andere da – ein Ehrenamt oder eine entsprechende Tätigkeit in einem Verein übernimmst du gern.
Ist der Wert sehr niedrig ausgeprägt, willst du dich auch im Sport nicht unbedingt um alle möglichen anderen Leute kümmern. Du machst lieber dein Ding für dich und trainierst gern allein.

Die Strategie zum Lebensmotiv Beziehungen

Das Lebensmotiv Beziehungen ist dir wichtig? Dann genießt du es sicher, Zeit mit anderen Menschen

zu verbringen – perfekt für Mannschaftssportarten. Je mehr Leute und je besser die Stimmung, umso wohler fühlst du dich.
Wenn das Lebensmotiv Beziehungen in deinem Profil niedrig ausgeprägt ist, fühlst du dich wahrscheinlich auch beim Sport allein besonders wohl.

Die Strategie zum Lebensmotiv Familie

Menschen mit einem hohen Lebensmotiv Familie freuen sich besonders, wenn die eigenen Kinder, aber auch der Partner oder Geschwister beim Lieblingssport mit von der Partie sind.
Wenn dieses Lebensmotiv bei dir niedrig ausgeprägt ist, kommst du sicher sehr gut damit zurecht, wenn dein Partner oder deine Familie dich mit deinem Hobby allein lässt.

Die Strategie zum Lebensmotiv Status

Das Lebensmotiv Status ist in deinem Profil besonders hoch? Dann trainierst du bestimmt am liebsten dort, wo du gesehen wirst. Und es macht dich auch stolz, wenn dein Equipment und dein Outfit Bewunderung auslösen.
Wenn dieses Motiv in deinem Profil sehr niedrig ist, bist du glücklich und zufrieden an einem einsamen Strand. Ob deine Badehose der neuesten Mode entspricht, ist dir egal, ebenso, was andere darüber denken.

Die Strategie zum Lebensmotiv Rache/Kampf

Ein hohes Rache-Kampf-Motiv findet sich in deinem Profil? Dann genießt du es, wenn du einen wenigstens gleich starken Trainingspartner gefunden hast, mit dem du dich messen kannst.
Wenn dieses Motiv niedrig ausgeprägt ist, brauchst du diese Auseinandersetzungen sicher nicht, sondern es ist dir lieber, ganz ohne Leistungsdruck zu trainieren.

Die Strategie zum Lebensmotiv Eros

Das Lebensmotiv Eros ist in deinem Profil sehr hoch? Dann bist du mit dem Surfen sicherlich gut beraten, denn das trainiert jeden Muskel– was deiner Attraktivität ganz sicher zuträglich sein wird. Und du zeigst dich dort schon gleich potentiellen Partnern oder Partnerinnen.
Dieses Motiv ist bei dir eher niedrig ausgeprägt? Dann brauchst du weder spektakuläre Sportarten, noch besondere Reize der Natur. Auch auf die Aufmerksamkeit potentieller Fans, die deine Attraktivität bewundern, kannst du gut verzichten.

Die Strategie zum Lebensmotiv Essen

Wenn dieses Motiv für dich sehr wichtig ist, interessiert dich bestimmt auch der Ernährungsaspekt bei deinem Training sehr. Du genießt es außerdem, dir genügend Zeit für das ganze Thema Essen zu nehmen. Eine schöne Belohnung ist für dich deshalb eine gesunde Mahlzeit am Ende eines erfüllten Tages.
Das Motiv Essen ist niedrig in deinem Profil? Dann geht es dir wahrscheinlich mehr um die Bewegung als um den kulinarischen Genuss. Essen könntest du fast schon als eine „lästige Nebensache" empfinden. Da die richtige Ernährung aber sehr wichtig für eine gesunde Lebensweise ist, wäre es gut, wenn du dieses Thema für dich attraktiver machen kannst, indem du andere Lebensmotive nutzt, die in deinem Profil möglicherweise stark ausgeprägt sind: Bei einem hohen Beziehungsmotiv beispielsweise könntest du mit guten Freunden gemeinsam kochen und essen. Wenn dir Anerkennung besonders wichtig ist, kannst du für Freunde kochen und ihre Bewunderung genießen!

Die Strategie zum Lebensmotiv Körperliche Aktivität

Wenn dieses Motiv in deinem Profil hoch ist, hast du gute Karten für die meisten Sportarten. Bei allen Sportarten, die den ganzen Körper fordern, wirst du auf jeden Fall auf deine Kosten kommen. Du bist glücklich, wenn du dir ausreichend Zeit für Bewegung nehmen kannst.

Dieses Motiv ist in deinem Profil niedrig ausgeprägt? Dann ist es für dich wichtig, andere Lebensmotive zu nutzen, um Bewegung attraktiver für dich zu machen: Ist dein Macht-Motiv sehr stark ausgeprägt? Dann könntest du Sport besonders genießen, indem du ihn als Kampf und Sieg über natürliche Grenzen ansiehst. Wenn das Motiv Eros dir wichtig ist, motiviert dich sicher die Vorstellung, wie attraktiv du aussehen wirst, wenn du dich regelmäßig sportlich betätigst...

Die Strategie zum Lebensmotiv Emotionale Ruhe

Emotionale Ruhe ist ein wichtiges Lebensmotiv in deinem Profil? Dann wirst du es beim Training und auch in einem Sporturlaub besonders genießen, wenn alles gut geplant und koordiniert ist. Du magst deine Zeit nicht mit sinnlosen „spontanen“ Extra-Aktionen vergeuden. Eine professionell vorbereitete und organisierte Clubreise ist das, was dir entspricht.
Ist das Lebensmotiv emotionale Ruhe in deinem Profil eher niedrig, macht dir ein Abenteuerurlaub deutlich mehr Spaß. Auch beim Training genießt du Überraschungen und spontane neue Ideen besonders. Einfach drauflos fahren, ein Wochenende am Strand zu verbringen, im Auto zu übernachten... ja, das ist genau dein Ding!

Das Wichtigste aus diesem Kapitel auf einen Blick

Das Reiss Profil

Der Psychologe Steven Reiss fand heraus, dass jeder Mensch durch 16 grundlegende Lebensmotive angetrieben wird. Diese Motive sind bei jedem unterschiedlich stark ausgeprägt, so dass sich eine ganz spezielle Motivstruktur bei jedem Menschen ergibt – das so genannte Reiss Profil. Dieses bestimmt zum einen, wie wir uns verhalten, gleichzeitig aber auch, wie wir andere Menschen wahrnehmen und einschätzen. Unsere Motive färben sozusagen den Blick auf andere ein: Das, was uns wichtig ist, können wir bei anderen sehr gut nachempfinden. Tickt jemand aber ganz anders als wir selbst, sind seine bestimmenden Lebensmotive verschieden von unseren, dann kann es uns schwer fallen, ihn neutral oder wohlwollend zu betrachten.

Das Wissen über die bestimmenden Lebensmotive kann man nutzen, um sich über seine wirklichen Ziele im Leben klar zu werden und daraufhin den individuellen Weg zu finden, auf dem man mühelos zu diesen Zielen gelangt, weil man den Antrieb seiner eigenen inneren Motivation nutzt.

Je besser man seine eigenen Motive kennt und je bewusster man damit umgeht, umso einfacher ist es sich selbst zu motivieren und Ziele zu erreichen – und umso leichter fällt es anderen Menschen mit Toleranz zu begegnen.

Die 16 Lebensmotive nach Steven Reiss

Und dies sind die 16 Motive, die uns Motor sind: Macht – Unabhängigkeit – Neugier – Anerkennung – Ordnung – Sparen und Sammeln – Ehre – Idealismus – Beziehungen – Familie – Status – Wettkampf und Rache – Eros – Essen – Körperliche Aktivität – Emotionale Ruhe.

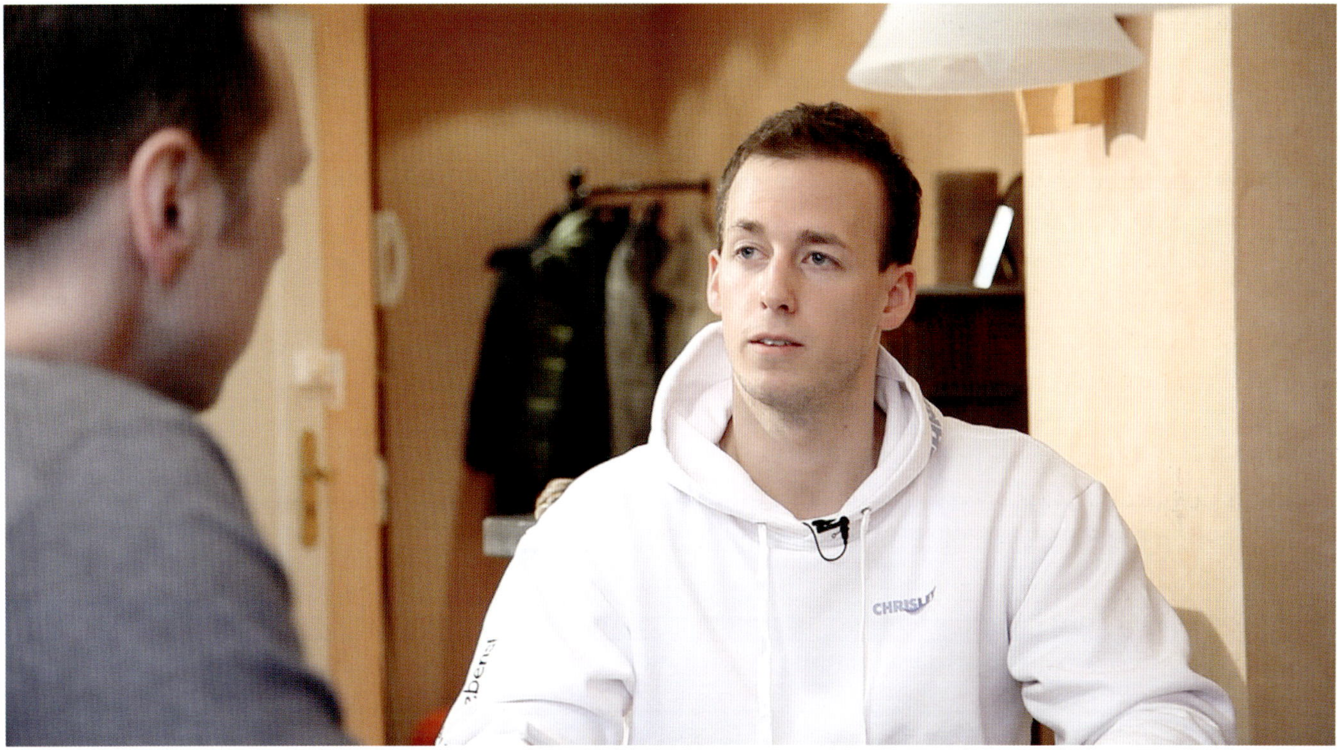

Chris Ley mit Coachee in der Beratung

Testimonial

Das sagt Denis H. aus Köln:

„Vor einem Jahr erhielt ich die Empfehlung einer Freundin mich an Chris zu wenden.
Mein Wunsch:

>10kg abnehmen und endlich ohne Medikamente leben<

Zunächst war ich sehr skeptisch und dachte, dass ein Personal Trainer nicht das Richtige für mich ist und dass dieser Mann viel zu jung ist. Ein echter Irrtum, den ich schnell korrigiert habe!

Ich bin nicht gerade ein einfacher Fall und es fällt mir nicht leicht Gewicht zu verlieren. Alle Diäten und Sportprogramme habe ich erfolglos ausprobiert und wieder abgebrochen. Jedes Mal aufs Neue ist es wirklich beschwerlich und ein echter Angang mich zu motivieren. Mein stressiger Job in der Medienbranche sorgt dafür, dass ich abends oft schlapp nach Hause fahre, anstatt ins Fitnessstudio oder in den Wald zum Laufen. Dadurch tat immer irgendwas weh und Luft hatte ich auch kaum. Zeit zum Essen hatte ich nie. Stattdessen habe ich Tabletten gegen Bluthochdruck und Schlafstörungen genommen.

Was soll ich sagen, Chris hat mich überzeugt.
Mit seinem motivorientiertem Trainings- und Ernährungsprogramm
habe ich mit Spaß mein Ziel erreicht und kann es bis heute halten.

Grundsätzlich hat Chris über das Profil direkt erkennen können, dass ich ehrgeizig bin und gerne Verantwortung übernehme (Macht). Unglaublich, dass er daraus ablesen konnte, dass ich Angst davor haben, Fehler zu machen und deshalb meine Aufgaben immer sehr gewissenhaft durchführe (Anerkennung). Genauso wie ich ein Bedürfnis nach Ordnung habe: Terminpläne machen, „to-do"-Listen schreiben, Pläne entwickeln und so weiter (Ordnung). Doch am stärksten ausgeprägt war bei mir das Bedürfnis nach Essen. Ständig musste ich ans Essen oder Planen der nächsten Mahlzeit denken (Essen).

Entsprechend meinem Motiv nach Ordnung hat mir Chris einen ganz genauen Fahrplan geschrieben, an dem ich mich auch dann orientieren kann, wenn er nicht neben mir steht. In den Trainingseinheiten mit Chris hat er mir mit seinem regelmäßigen Loben genau die Streicheleinheiten gegeben, die ich brauchte. Ich habe gelernt wie wichtig mir Essen wirklich ist und lade jetzt einmal in der Woche Freunde und Familie zu einem Kochabend ein. Dabei sammle ich fleißig gesunde Rezepte.

Chris hat mir damit gezeigt,
wie ich mich über meine Motivausprägungen intrinsisch motivieren kann und so mein Ziel wie im „Flow" erreichen kann.

Chris sagt dazu ja immer „erfolgreich auf der Welle" und genau das bin ich."

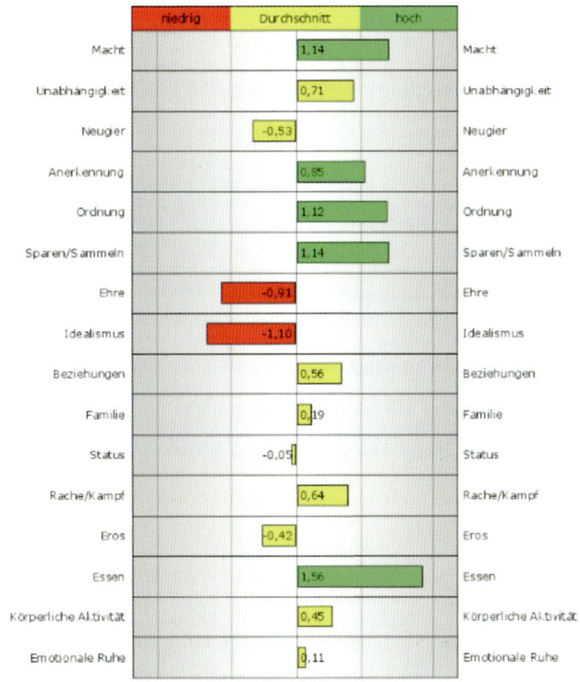

Quelle: Reisse Profile Germany GmbH

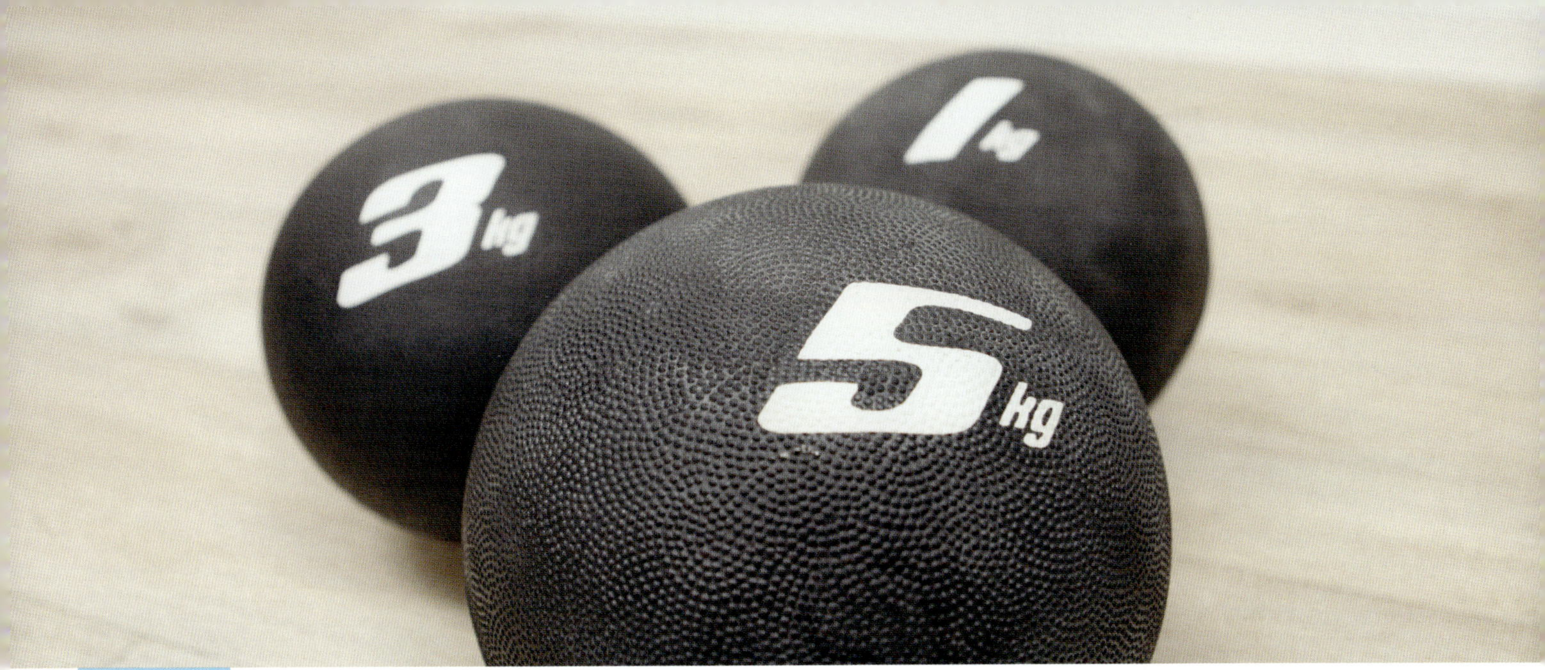

Kapitel 3

Das perfekte Training

Durchtrainierte, gebräunte Oberkörper findet wohl fast jeder sexy. Wie praktisch für Surfer, denn das Spiel mit den Naturgewalten beschert ihnen oft genau einen solchen Body! In diesem Kapitel findest du ein Trainingsprogramm für Einsteiger, Könner und Profis. Dieses Programm ist darauf ausgerichtet motivierend zu wirken, denn es trainiert dich perfekt und du hast noch dazu eine Menge Spaß dabei!

3.1 So schaffst du es

Warum macht Surfen Spaß? Weil jeder Wellen reiten kann. Und dafür musst du nicht aussehen wie ein in Stein gemeißelter Adonis. Eine gewisse Basis-Fitness und Freude an der Sache sind das beste Startkapital. Aber wenn meine Klienten das Ziel haben surfen zu lernen, ist mir neben der Motivationsanalyse sehr wichtig, dass auch die körperlichen Grundlagen aufgebaut werden, denn sonst kommt der Spaß nicht auf. Und diese Erkenntnis gilt ja letztlich für Fitness insgesamt.

Es geht los!

Damit du nicht schon nach der ersten halben Stunde schlappmachst, ist ein gut aufgebautes Training unverzichtbar. Ausdauer ist beim Surfen ebenso gefragt wie Kraft, Koordination und Körperspannung. Beim Wellenreiten werden auch Muskeln beansprucht, die im Alltag sonst wenig gefordert sind. Das Brett will ja erst einmal durch die Brandung gepaddelt werden – und sich dann darauf zu halten, fordert jeden Muskel. Zudem schult das Gleiten auf der Welle den Gleichgewichtssinn und das Reaktionsvermögen. Darum ist es sinnvoll, den ganzen Körper gezielt aufs Surfen vorzubereiten.

Die Elemente des Trainings

Beim Training halte ich vier Aspekte für wesentlich: Ausdauer, Koordination, Kraft und Motivation. Über die mentale Vorbereitung – also die Motivation – hast du in den ersten beiden Kapiteln schon viel gelesen. Auf den folgenden Seiten geht es nun vor allem um das körperliche Training.
Das perfekte Workout umfasst Ausdauer- und Krafttraining. Das Ausdauertraining solltest du als Einsteiger pro Woche einmal, später zwei- bis dreimal absolvieren, das Krafttraining anfangs zweimal, später drei- bis viermal.
Wichtig ist auf jeden Fall deinen eigenen Fitnesszustand genau zu kennen. Denn auch, wenn Menschen von verschiedensten Motiven angetrieben sind: Wir alle haben neben einer spezifischen Motivstruktur doch etwas gemeinsam: Bei sportlichen Vorhaben können wir am besten starten und auch erfolgreich dranbleiben, wenn das Training angemessen beginnt. Wer sich in der Anfangsbegeisterung überfordert, ist stärker gefährdet schnell wieder aufzugeben oder sich gar beim Training

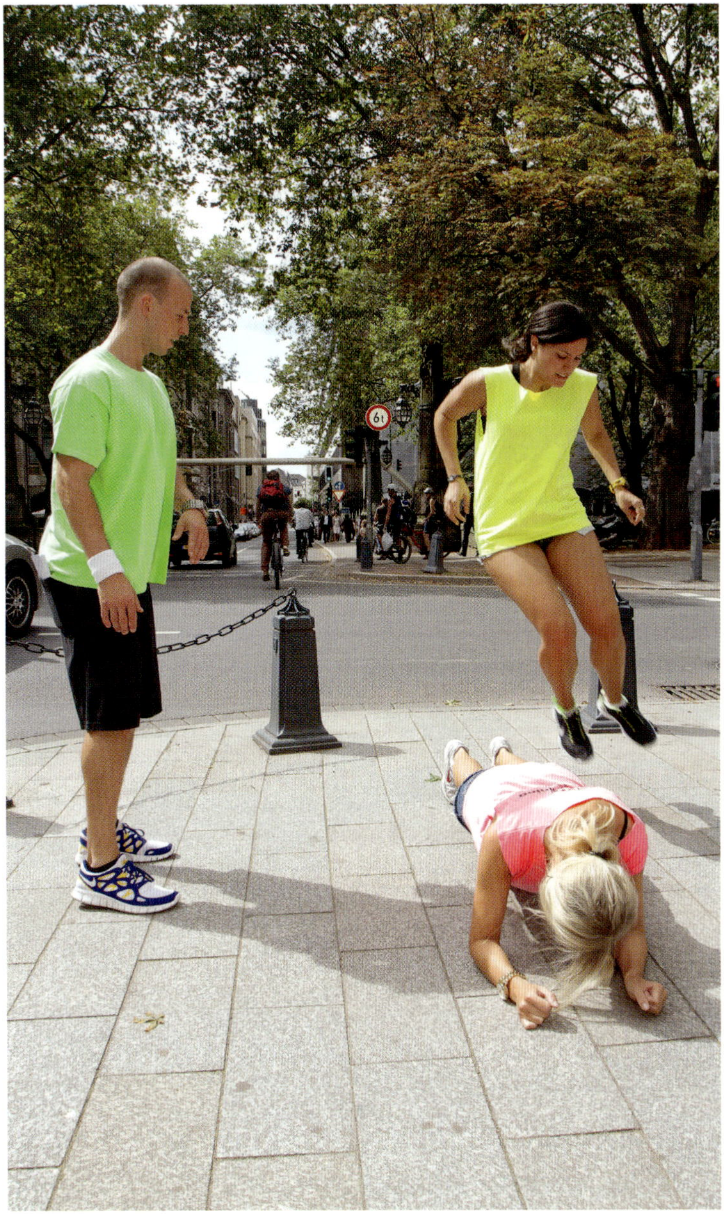

zu verletzen, weil die Muskeln zu stark oder falsch beansprucht werden. Wichtig ist deshalb sich einen realistischen, angemessenen Trainingsplan zu erstellen und diesen langsam zu steigern und zu variieren, so wie es den eigenen Bedürfnissen entspricht. Die Kunst ist dabei, immer an der oberen Grenze des eigenen Leistungsvermögens zu balancieren, also so, dass es nicht langweilig wird und die Muskeln ständig neue Herausforderungen bekommen – aber immer auch so, dass Überforderung und Frustration keine Chance haben.

Schätze dich ein – wie fit bist du?

Wie auf der mentalen Ebene gilt auch in Bezug auf deinen Körper: Zuerst einmal ist es wichtig klar auszuloten, wo du stehst und wer du – aufs Training bezogen – bist. Hast du seit Jahren keinen Sport mehr getrieben und dich auch im Alltag nicht mehr als nötig bewegt? Dann solltest du besser einen Check bei einem Sportmediziner absolvieren, der deinen Gesundheitszustand und dein Leistungsvermögen realistisch einschätzt. Frage einen Arzt deines Vertrauens, wen er in diesem Bereich empfehlen kann.

Oder hast du dich durch ausreichend Aktivität auf einem guten Fitnesslevel gehalten? Bist du sowieso zweimal pro Woche beim Joggen oder Spazierengehen und am Wochenende beim Wandern oder auf einer Radtour unterwegs? Vielleicht bist du gar aktiver Läufer, Biker oder regelmäßig im Fitnessstudio?

Die Krafttrainingsprogramme und die Ausdauerprogramme sind nach einem Konzept der drei Intensitätsstufen eingeteilt. Diese basieren auf der Trainingserfahrung, die man aktuell hat. Als „trainingserfahren" bezeichne ich jemanden, der wenigstens zweimal pro Woche 30 Minuten lang aktiv Sport treibt. Folgende Leistungsebenen gibt es:

- A Einsteiger

(gar keine bis zwölf Monate Trainingserfahrung)

- B Könner

(ein bis drei Jahre Trainingserfahrung)

- C Profi

(mehr als drei Jahre Trainingserfahrung)

In den Kapiteln zum Kraft- und zum Ausdauertraining ist jeweils angegeben, welche Programme zu deinem Fitnesslevel passen. Falls du immer noch unsicher bist, auf welchem Level du einsteigen sollst, beginne einfach mit dem einfacheren und steigere dich, sobald du ein besseres Gefühl für deine Leistungsfähigkeit bekommen hast.

Trainieren: wann, wo, wie...?

Den richtigen Trainingslevel für dich hast du nun ermittelt. Wenn du dich auch schon mit deinem

Motivationsprofil befasst hast, bist du jetzt bestens gerüstet. Es kommt nämlich nicht nur darauf an, dass die Übungen zu deinem körperlichen Zustand passen, sondern auch, dass sie den Motiven entsprechen, die dich bestimmen. Startest du am liebsten gleich morgens mit einem Sportprogramm als Sieger in den Tag? Oder bist du lieber am Feierabend beim Sport, um dich nach den geistigen Anforderungen des Tages genüsslich auszupowern? Hilft es dir, dich mit anderen zusammenzuschließen – oder ziehst du das am liebsten allein durch und tankst Energie beim ruhigen, kraftvollen Solo-Workout?

Fakten schaffen

Selbst wenn in deiner Motivstruktur zum Beispiel das Lebensmotiv Unabhängigkeit sehr stark oder das Motiv Ordnung sehr schwach ausgeprägt ist und du deshalb Flexibilität dem Planen vorziehst: Der folgende Tipp ist dennoch einen Versuch wert. Verhaltensforscher haben herausgefunden, dass die allermeisten Menschen davon profitieren, wenn sie bestimmte erwünschte Tätigkeiten in einer Art Ritual oder als festen Programmpunkt in ihrem Alltag verankern. Der Grund: Innerhalb von drei Wochen kann man eine Gewohnheit etablieren, das ist wissenschaftlich bewiesen. Das heißt, wenn du es schaffst, drei Wochen lang eine Art „Fitnessroutine" (gleiche Zeit, gleiche Leute, gleicher Ort...) durchzuhalten, wird das zum Selbstläufer. Wie gesagt – selbst für Abwechslungs-Junkies ist das einen Versuch wert! Wenn dir alles, was mit Ordnung, Struktur und Ritualen zusammenhängt, absolut nicht entspricht, könntest du dich beispielsweise überlisten, indem du das Training fest in deinen Alltag integrierst, aber dafür durch unterschiedliche Laufstrecken und mit verschiedenen Trainingsgefährten dein Sportprogramm bunt machst.

Trainingspläne

Deinen Level kennst du? Dann geht's los! Hier findest du dein Trainingsprogramm auf einen Blick.

Du bist:	Dieses Programm trainierst du	Krafttraining	Ausdauertraining
Einsteiger	1. bis 3. Woche: Programm I	2-mal wöchentlich Krafttraining, jeweils ca. 45 Minuten lang, dabei jeweils 45 Sekunden Belastung/30 Sekunden Pause, 8 Übungen, insgesamt 4 Sätze davon, zwischendurch jeweils 2 Minuten Satzpause. Übungen: 1. Liegestütz, 2. Kniebeuge, 6.Hampelmann, 7. Hyperextension, 8. Rudern, 9. Crunch, 10. Hurra, 12 Sumoschritte	1-mal wöchentlich Ausdauer, und zwar 45 Minuten lang Grundlagenausdauer 2.
	4. bis 6. Woche: Programm II	2-mal wöchentlich Krafttraining, jeweils ca. 45 Minuten lang, dabei jeweils 45 Sekunden Belastung/30 Sekunden Pause, 7 Übungen, insgesamt 4 Sätze davon, zwischendurch jeweils 2 Minuten Satzpause. Übungen: 1. Liegestütz, 2. Kniebeuge, 3. Ausfallschritte, 5. Unterarmstütz, 7. Hyperextension, 8. Rudern, 10. Hurra	2-mal wöchentlich Ausdauertraining, davon 1-mal wöchentlich 45 Minuten Grundlagenausdauer 2, 1-mal wöchentlich 45 Minuten Intervalltraining.

Du bist:	Dieses Programm trainierst du	Krafttraining	Ausdauertraining
Könner	1. bis 3. Woche: Programm II	2-mal wöchentlich Krafttraining, jeweils ca. 45 Minuten lang, dabei jeweils 45 Sekunden Belastung/30 Sekunden Pause, 7 Übungen, insgesamt 4 Sätze davon, zwischendurch jeweils 2 Minuten Satzpause. Übungen: 1. Liegestütz, 2. Kniebeuge, 3. Ausfallschritte, 5. Unterarmstütz, 7. Hyperextension, 8. Rudern, 10. Hurra	2-mal wöchentlich Ausdauertraining, davon 1-mal wöchentlich 45 Minuten Grundlagenausdauer 2, 1-mal wöchentlich 45 Minuten Intervalltraining.
	4. bis 6. Woche: Programm III	3-mal wöchentlich Krafttraining, jeweils ca. 45 Minuten lang, dabei jeweils 45 Sekunden Belastung/30 Sekunden Pause, 9 Übungen, insgesamt 4 Sätze davon. Übungen: 1. Liegestütz, 3. Ausfallschritte, 4. Pistols, 5. Unterarmstütz, 8. Rudern, 10. Hurra,11. Kraulen,13. Reverse Fly, 14. Stütz auf Ball	2-mal wöchentlich Ausdauer, beide Male 60 Minuten, davon jeweils 30 Minuten Grundlagenausdauer 1 und 30 Minuten Intervalltraining.

Du bist:	Dieses Programm trainierst du	Krafttraining	Ausdauertraining
Profi	1. bis 3. Woche: Programm III	3-mal wöchentlich Krafttraining, jeweils ca. 45 Minuten lang, dabei jeweils 45 Sekunden Belastung/30 Sekunden Pause, 9 Übungen, insgesamt 4 Sätze davon. Übungen: 1. Liegestütz, 3. Ausfallschritte, 4. Pistols, 5. Unterarmstütz, 8. Rudern, 10. Hurra,11. Kraulen,13. Reverse Fly, 14. Stütz auf Ball	2-mal wöchentlich Ausdauer, beide Male 60 Minuten, davon jeweils 30 Minuten Grundlagenausdauer 1 und 30 Minuten Intervalltraining.
	4. bis 6. Woche: Programm IV	4-mal wöchentlich Krafttraining, jeweils ca. 45 Minuten lang, dabei jeweils 60 Sekunden Belastung/30 Sekunden Pause, 7 Übungen, insgesamt 4 Sätze davon. Dabei wird in einem Zweiersplit zwischen Plan A und Plan B trainiert, also der Übungssatz Plan A, dann Plan B, dann wieder A, anschließend nochmals B. Übungen: 1. Liegestütz, 3. Ausfallschritte, 4. Pistols, 7. Hyperextension, 11. Kraulen, 13. Reverse Fly, 14. Stütz auf Ball	3-mal wöchentlich Ausdauer, davon 1-mal 60 Minuten Grundlagenausdauer 2, 2-mal 45 Minuten - dabei jeweils 15 Minuten Grundlagenausdauer 2 und 30 Minuten Intervalltraining.

Alle Programme enthalten Kraft- und Ausdauereinheiten. Die Übungen werden im Programm I jeweils 45 Sekunden lang ausgeführt. In dieser Zeit solltest du etwa 10 bis 12 Wiederholungen schaffen. Für die Programme II bis IV dauert jede Übung 60 Sekunden lang. In dieser Minute solltest du den jeweiligen Bewegungsablauf 12- bis 15-mal wiederholen.

Krafttraining für die richtige Power

Je nachdem, mit welcher Trainingsstufe du startest, steht anfangs zwei-, später dreimal pro Woche eine halbe Stunde Krafttraining auf dem Programm. Und das ist ein Workout, das Spaß macht und wirkt!
Zum Kraftaufbau geht es ab in den Trainingszirkel: Du findest hierfür 14 Übungen, die ganz ohne Geräte oder lediglich mit einem Paar Kurzhanteln funktionieren. Zu den meisten dieser Übungen gibt es Varianten, in denen die jeweilige Übung intensiviert beziehungsweise der Schwerpunkt auf mehr oder andere Muskelgruppen verlagert wird. Gerade für Fortgeschrittene und für alle, die sich nach Abwechslung sehnen, bieten diese Varianten noch mehr Anspruch in punkto Koordination und Kraft. Und das Training wird obendrein noch kurzweiliger.
Die Variante zur Übung absolvierst du manchmal auf dem Indo Board oder auf einer instabilen Unterlage. Manchmal benutzt du auch Geräte wie einen großen Gymnastikball. Dieser sollte folgende Größe haben:

Körpergröße	Armlänge	Ball - Durchmesser
140 cm	45 - 55 cm	45 cm
155 cm	56 - 65 cm	55 cm
175 cm	66 - 80 cm	65 cm
185 cm	81 - 90 cm	75 cm

Krafttraining – wie und wie viel?

Zuerst schätzt du deinen Leistungszustand selbst ein. Es gibt drei Trainingslevel, gestaffelt nach sportlicher Erfahrung: Einsteiger, Könner und Profi
Das brauchst du für die Übungen
Für alle Übungen brauchst du eine ganz normale Trainingsmatte als Unterlage, eine einfache Stoppuhr und für einige Übungen auch ein Paar Kurzhanteln.
Für die Übungsvarianten benötigst du noch einige weitere Geräte: einen Gymnastikball, ein Indo Board oder eine andere instabile Unterlage (beispielsweise ein Wackelbrett, ein Luftkissen, eine zusammengerollte Matte oder ein Handtuch).

Fitness-Spaß auf dem Indo Board

Wellenreiten auf dem Trockenen – das ist das Training mit einem Indo Board. Neben dem Spaßfaktor bietet es die Möglichkeit, Muskeln zu schulen und zu trainieren.
Das Indo Board ist ein Brett, das auf einer Walze hin und her rollt. Der Trockenspaß ist einfach zu lernen: Innerhalb einer Viertelstunde hat man den Dreh raus und kann sich auf dem Gerät bewegen. Anfangs brauchst du noch Hilfe, optimal ist es also, wenn man zu zweit trainiert: Einer bringt das Brett auf der Walze in Balance, der andere steht zum Halten und Stützen bereit. Dabei solltest du unbedingt darauf achten, dass der Helfer nicht in Bewegungsrichtung des Indo Boards steht: Das Board kann schon mal wegrutschen, durch die Luft fliegen und jemanden verletzen. Auch interessierte Zuschauer sollten sich deshalb in sicherer Entfernung aufhalten.
Das Indo Board benutzt du am besten auf einem Boden mit Auslegware oder Teppich. Und der Platz, auf dem du üben willst, sollte frei sein: Also bitte alle Hindernisse vorher wegräumen. Sobald du das Indo Board besser beherrschst, kannst du es auch auf glattem Untergrund probieren. Du wirst merken, dass das deine Fähigkeiten ziemlich fordert. Ob du auf dem Indo Board Schuhe tragen magst, bleibt dagegen dir überlassen.

Und so wird's gemacht

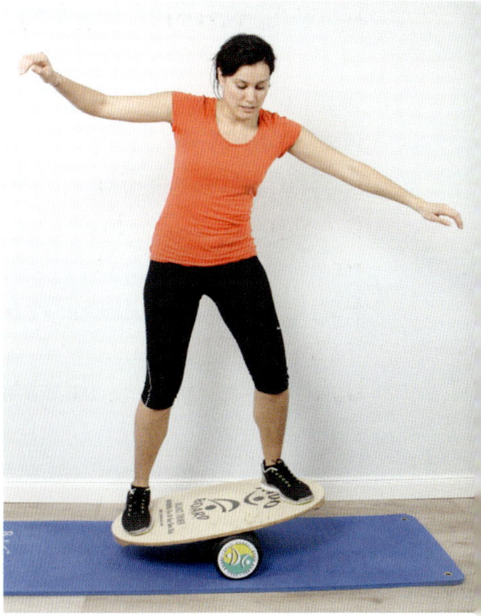

Lege das Board zunächst flach auf den Boden beziehungsweise auf die Matte, ohne die Rolle darunter. Stell dich dann mit schulterbreit geöffneten Beinen auf das Board, die Knie etwas gebeugt, Rücken und Wirbelsäule in gerader Position, die Arme hängen locker an den Seiten herab, der Blick ist geradeaus nach vorn gerichtet. Wenn du magst, kannst du auch die Arme seitlich beugen, so dass sich die Hände auf Schulterhöhe befinden.
Diese Grundstellung behältst du bitte während der gesamten Übung bei und nimmst sie auch bei jedem Trainingsbeginn mit dem Board wieder ein.
Du kannst deinen Stand auf dem Board ganz einfach regulieren: Hast du die Knie richtig gebeugt, verstärkt sich der Druck auf die Fußballen. Mit durchgestreckten Knien ist ein zentriertes, balanciertes Stehen auf dem Board dagegen nicht möglich. Bist du zwischendurch in einer unbalancierten Position, drück bitte nicht die Knie durch. Diese Bewegung kann zu einer schlechten Angewohnheit werden. Kippst du stattdessen das Board leicht nach vorn, indem du die Zehen nach unten drückst, kommt das Board wieder in Balance. Auf das richtige Ausbalancieren solltest du unbedingt achten!
Wenn du auf diese Art ein Gefühl für dich und das Board entwickelt hast, kannst du dich auch mit dem Brett auf die Rolle wagen. Am besten ist es, wenn dich ein Trainingspartner hält, während du das Board vom Boden in die Balance auf der Rolle bringst. Der Partner sollte etwa 30 Zentimeter vom Board entfernt mittig vor dir stehen. Dabei soll er die Ellenbogen nah an den Hüften halten, die Hände zu Fäusten ballen und die Arme fest anspannen, um dir Unterstützung und Balance zu bieten.
Betrete das Board immer auf der abwärts weisenden Seite, zunächst nur mit einem Fuß. Ergreife die Hand des Partners, bevor du mit dem anderen Fuß auf den aufwärts weisenden Teil des Boards steigst und allmählich dein eigenes Körpergewicht so verlagerst, dass du dich genau über der Rolle positionierst. Zuerst übst du nun das Ausbalancieren. Dazu in die oben beschriebene Grundstellung gehen und das Board mittig über der Rolle zur Ruhe kommen lassen. Wichtig ist, dass du eine gerade

Haltung behältst, die Knie leicht gebeugt sind und der Blick nach vorn gerichtet bleibt. Dein Partner stützt dich anfangs dabei. Dein Rücken bleibt gerade – gib nicht der Bewegung nach vorn nach, sondern steuere aktiv dagegen!
Nun kannst du die Hände deines Trainingspartners langsam loslassen. Nach einigen Wiederholungen (je nach Können) ist das Balancieren des Boards auf der Rolle bald ohne fremde Hilfe möglich.

Einige Tipps zum Trainingsstart

Beim Sport gibt es ein paar Punkte, die du beachten solltest, damit es wirklich gut läuft und dir die Bewegung auch Spaß macht. Zum einen ist das richtige Atmen wesentlich: Atme während der Übungen immer bei Belastung aus, bei Entlastung ein. Während du also beispielsweise ein Gewicht anhebst, atmest du aus. Und bei der entspannteren Rückbewegung in die Ausgangsposition atmest du ein. Der Atem fließt dabei ruhig und gleichmäßig.
Vor jeder Trainingseinheit wärmst du dich fünf bis zehn Minuten auf.

Das Warm-up mit dem Indo Board

Mit einem kurzen Aufwärmprogramm stimmst du Muskeln und Herz-Kreislauf-System auf deine Fitnesseinheit ein, schulst deine Koordination und beugst Sportverletzungen optimal vor! Fünf bis zehn Minuten reichen schon, dann kannst du ins Krafttraining starten.
Übe zuerst das einfache Balancieren auf dem Board, wie auf der vorhergehenden Seite beschrieben. Das Ziel dieser Grundübung ist es, das Board zentriert auf der Rolle zu halten. Die Rolle wird sich natürlich bewegen. Der Trick für ungeübte Nutzer, die Bewegung unter Kontrolle zu bekommen, besteht darin, zum Ausbalancieren jeweils etwas in die Knie zu gehen. Das fordert insbesondere die Beinmuskeln. Je versierter du auf dem Board wirst, umso mehr Varianten kannst du damit probieren. Du kannst einfach Übungen kreieren, indem du bestimmte Schrittfolgen ausführst, in die Hocke gehst, dich wieder aufrichtest, zwischendurch auf einem Bein balancierst, Ausfallschritte machst...
Aber auch Übungen für den Oberkörper wie beispielsweise Liegestütze sind auf dem Board möglich.

Und was ist mit dem „Cool Down"?

Das Dehnen, oft auch als „Cool down" propagiert, ist in der Sportwissenschaft schon seit Jahren umstritten. Es gibt keine Studien, die belegen, dass Dehnen positive Effekte hat, allerdings gibt es auch keine, die es widerlegen. Also ist die Frage einfach nur, wofür man eine besondere Beweglichkeit braucht, die durch das Dehnen vorbereitet werden soll.
Grundsätzlich kann man allerdings sagen, dass das Dehnen in Verbindung mit Krafttraining nicht sinnvoll ist. Der Grund: Für das Krafttraining benötigt man eine möglichst hohe Muskelspannung, die man sich nehmen würde, wenn man die Muskeln vor dem Krafttraining dehnt.
Und nach dem Krafttraining? Dann ist die Muskulatur für mehrere Stunden besonders gut durchblutet. Auch hier würde man durch das Dehnen eher entgegen wirken. Darüber hinaus könnte das Dehnen möglicherweise Strukturen innerhalb des Muskels zerstören.
Fazit: Wenn dehnen, dann bewegungsspezifisch und in einer gesonderten Einheit! Zum Krafttraining empfehle ich ausdrücklich kein Cool-down.

Es geht los: 14 Übungen für das Zirkeltraining

Die folgenden 14 Übungen sind die Grundlage des Krafttrainings. Sie werden als so genanntes Zirkeltraining absolviert. So lange du noch im Programm I trainierst, machst du jeweils 45 Sekunden lang, bevor du eine kurze Pause machst, im Programm II bis IV dauert eine Trainingseinheit jeweils eine Minute, danach folgt eine kurze Pause von 30 Sekunden.

Ausführung und weitere Übungsvarianten

Damit du die Übungen auch richtig und sauber ausführst, hast du zu jeder Übung eine Bewegungsanweisung. Darüber hinaus findest du bei meinem Kooperationspartner wellbo zu jeder Übung Trainingsvideos und weiterführende Übungen. Gehe dazu auf das online Gym unter :
gym.wellbo.de

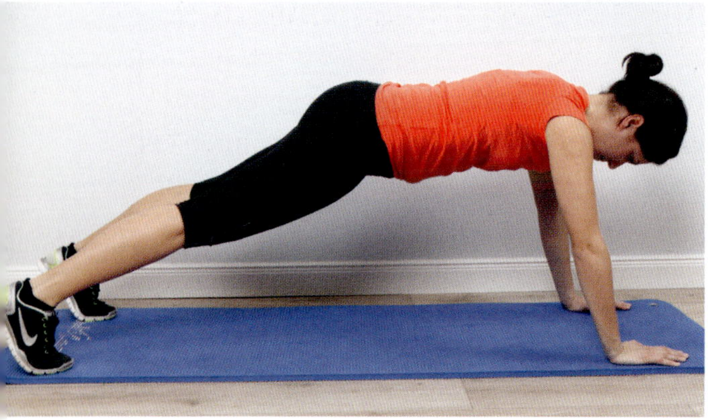

1. Push-up (Liegestütz)

Du trainierst diese Muskeln: Brust (M. pectoralis major und pectoralis minor), vorderer Deltamuskel (M. deltoideus), Trizeps (M. trizeps brachii)
Außerdem: die gesamte Körperspannung wird geschult.

So wird's gemacht:
Geh in die Bauchlage und stütze deinen gestreckten Körper auf den schulterbreit geöffneten Händen nach oben, bis die Arme gestreckt sind. Die Handflächen befinden sich genau unter den Schultergelenken, die Fingerspitzen sind nach vorn gerichtet. Die Beine sind geschlossen und ebenfalls gestreckt. Dein Körper ist von Kopf bis Fuß gerade und gespannt, während der Blick zum Boden gerichtet ist.
Senke den Körper jetzt ab, indem du die Oberarme nah am Körper anwinkelst. Führe den Brustkorb so weit nach unten, dass die Oberarme parallel zum Boden sind.
Achte darauf, dass dein Körper die ganze Zeit gestreckt ist und nicht „durchhängt".
Deine Halswirbelsäule befindet sich genau in Verlängerung zur Wirbelsäule.
Nach einer kurzen Pause drückst du deinen Körper wieder nach oben.

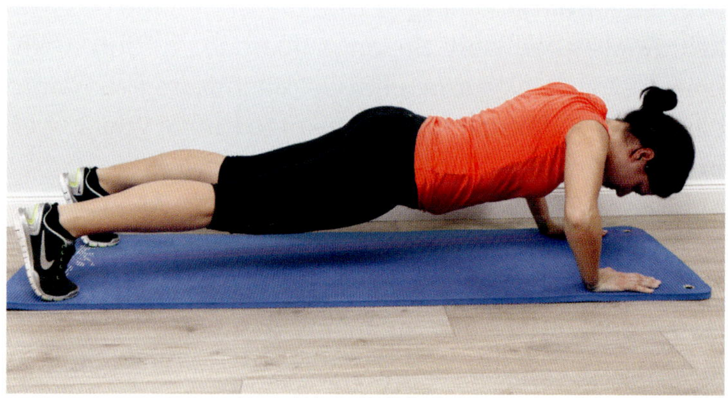

Trainingsvideo: gym.wellbo.de/uebungen/brust

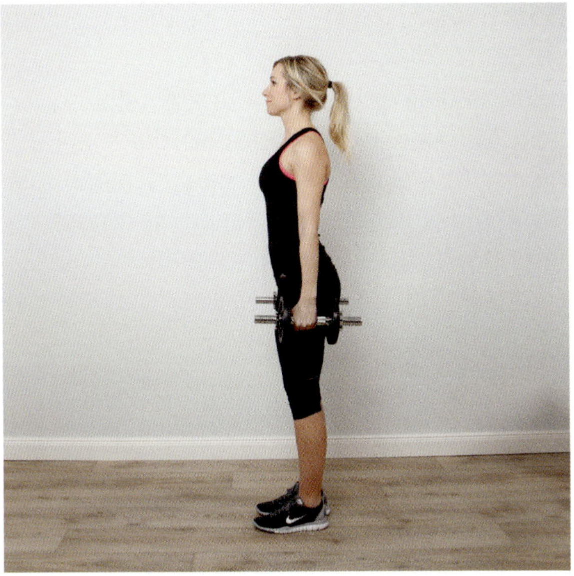

2. Free Weights Squats (Kniebeugen mit Kurzhantel)

Du brauchst für diese Übung: ein Paar Kurzhanteln
Du trainierst diese Muskeln: Oberschenkelvorderseite (M. quadriceps femoris), Oberschenkelrückseite (Ischiocrurale Muskulatur), Gesäßmuskulatur (M. glutaeus maximus), Wadenmuskulatur (M. triceps surae), untere Rückenmuskulatur (M. erector spinae)

So wird's gemacht:
Du stehst aufrecht, die Beine sind schulterbreit geöffnet, die Knie angewinkelt, dein Körpergewicht verlagerst du auf die Fersen.
In jeder Hand hältst du eine Kurzhantel. Beuge die Arme seitlich und nach oben, dann leg die Kurzhanteln auf den Schultern ab. Der Rücken bleibt gerade. Gehe nun in die Knie, beuge sie, bis deine Oberschenkel eine Parallele zum Boden bilden. Der Po wird dabei nach hinten gestreckt, den Oberkörper bewegst du leicht nach vorn. Die Knie bleiben immer hinter den Zehenspitzen. Richte dich wieder auf und wiederhole die Kniebeugen.

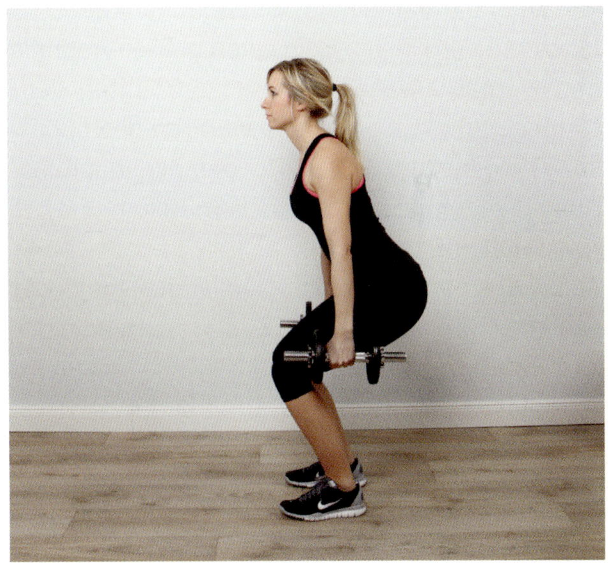

Trainingsvideo: gym.wellbo.de/uebungen/beine

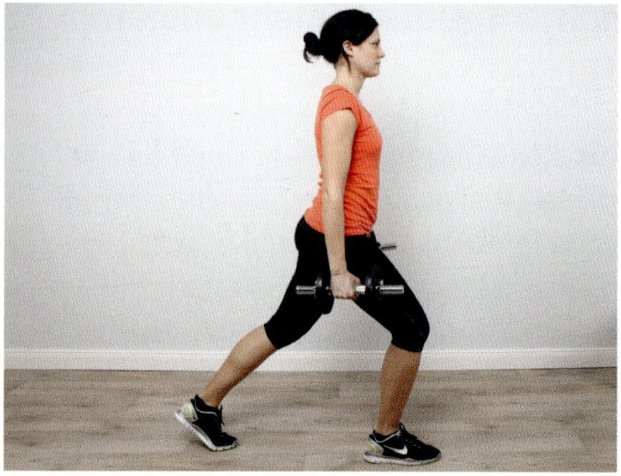

3. Lunge (Ausfallschritt)

Du brauchst für diese Übung: ein Paar Kurzhanteln
Du trainierst diese Muskeln: Oberschenkelvorderseite (M. quadriceps femoris), Oberschenkelrückseite (Ischiocrurale Muskulatur), Gesäßmuskulatur (M. glutaeus maximus), Wadenmuskulatur (M. triceps surae), untere Rückenmuskulatur (M. erector spinae)

Stell dich aufrecht hin, deine Beine sind schulterbreit geöffnet.
Die Kurzhanteln hältst du entweder in beiden Händen locker neben dem Körper, oder du winkelst die Arme an und legst die Hanteln auf den Schultern ab.
Mach mit dem linken Bein einen großen Ausfallschritt nach vorn. Die Hände liegen an den Hüften, der Rücken bleibt gestreckt. Beide Fußspitzen zeigen nach vorn. Das linke Knie bleibt immer hinter den Zehenspitzen.
Hebe die rechte Ferse etwas vom Boden und beuge das Knie leicht.
Senke das rechte Knie langsam weiter, bis der Unterschenkel fast parallel zum Boden ist. Beuge gleichzeitig das linke Knie stärker, jedoch maximal in einem rechten Winkel.
Drücke dich langsam wieder hoch und führe das linke Bein wieder zurück, so dass du in der Ausgangsposition stehst.
Nun den Ausfallschritt mit dem rechten Bein wiederholen.

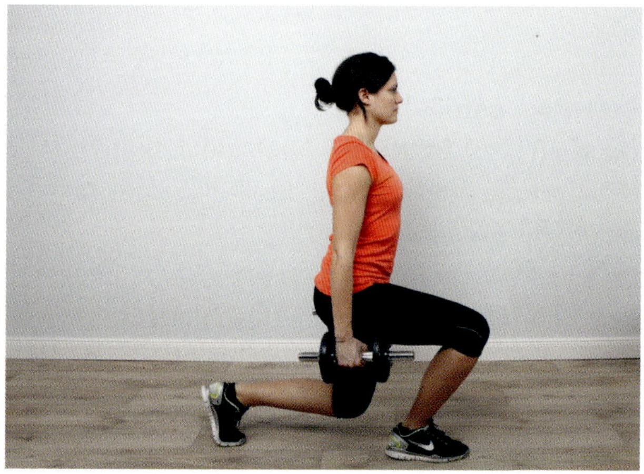

Trainingsvideo: gym.wellbo.de/uebungen/beine

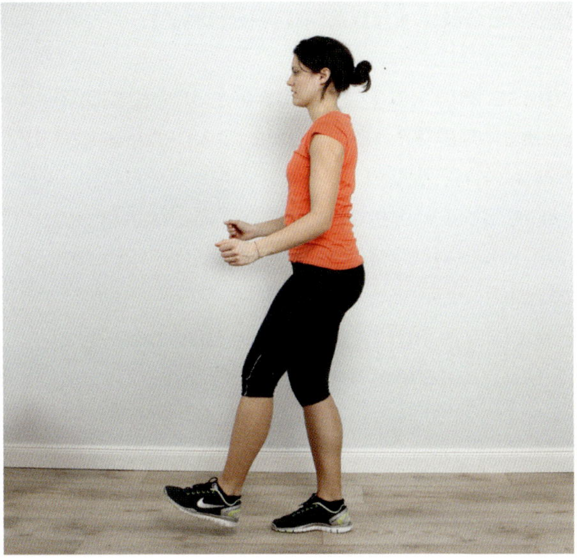

4. Pistol (Einbeinige Kniebeuge)

Du trainierst diese Muskeln: Oberschenkelvorderseite (M. quadriceps femoris), Oberschenkelrückseite (Ischiocrurale Muskulatur), Gesäßmuskulatur (M. glutaeus maximus), Wadenmuskulatur (M. triceps surae), untere Rückenmuskulatur (M. erector spinae) Außerdem: Mit dieser Übung schulst du auch deine Koordination.

So wird's gemacht:
Du stehst aufrecht und winkelst das rechte Bein nach vorn an. Im Einbeinstand verlagerst du das Gewicht nach hinten auf die linke Ferse.
Das rechte Bein führst du nun gestreckt nach vorn, die Hüfte wird dabei leicht nach oben gezogen. Beuge das Knie des Standbeins, wobei das Knie immer hinter den Zehenspitzen bleibt.
Die Kniebeuge kurz halten, dann wieder nach oben drücken.

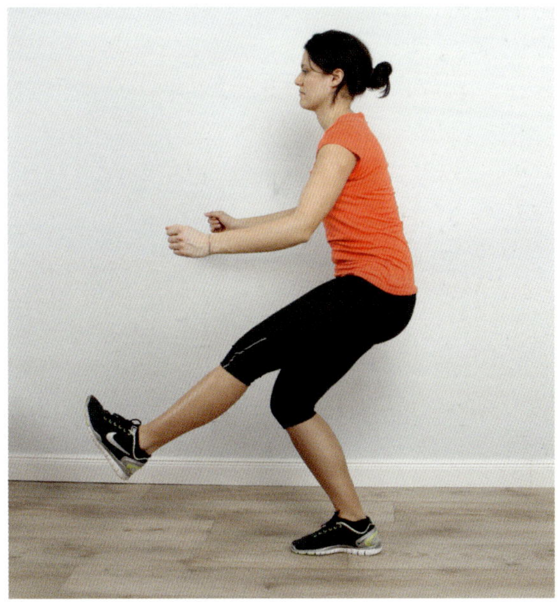

Trainingsvideo: gym.wellbo.de/uebungen/beine

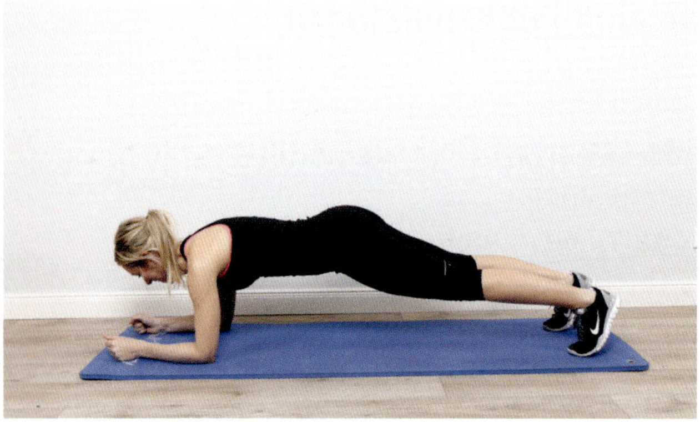

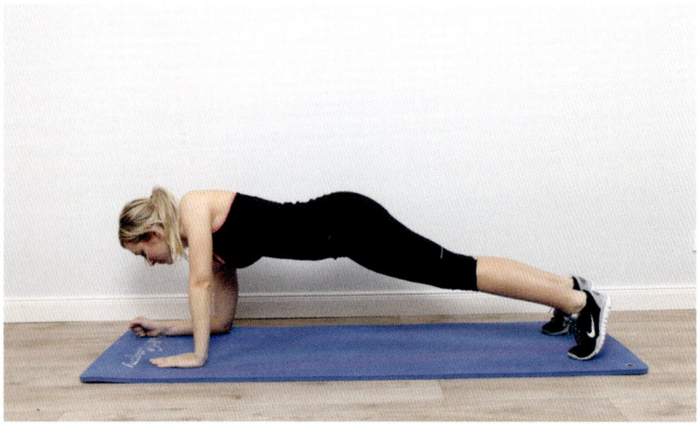

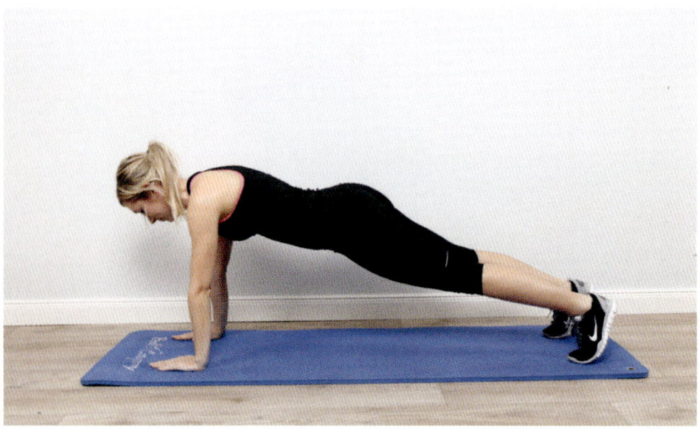

5. Wave (Bewegter Unterarmstütz)

Du trainierst diese Muskeln: Trizeps (M. triceps brachii), Brustmuskulatur (M. pectoralis major), Rumpfgürtelmuskulatur
Außerdem: Diese Übung verbessert auch die Körperspannung.
So wird's gemacht:
Du liegst in Bauchlage auf dem Boden und bereitest eine Stützposition vor, indem du die Ellbogen unter die Schultergelenke bringst und die Zehenspitzen aufstellst. Der Po ist angespannt, der Bauchnabel in Richtung Wirbelsäule nach innen angezogen. Jetzt hebst du die Hüfte an, indem du deinen gestreckten Körper auf den Unterarmen nach oben drückst.
Das ist die Ausgangsposition für den folgenden Bewegungsablauf: Nun gehst du in eine Liegestützposition mit gestreckten Armen, indem du erst die eine, dann die andere Hand auf dem Boden aufsetzt. Die Hände befinden sich danach genau unter den Schultergelenken, die Fingerspitzen sind nach vorn gerichtet. Die Beine sind geschlossen und ebenfalls gestreckt. Während des ganzen Bewegungsablaufs bleibt der gesamte Körper gerade, die Muskeln sind fest angespannt. Gehe zurück in den Unterarmstütz, indem du erst den einen, dann den anderen Unterarm auf den Boden bringst. Nach einer kurzen Pause drückst du deinen Körper wieder nach oben, diesmal mit links beginnend. Achte darauf, dass du die gesamte Bewegung mal mit rechts und mal mit links startest.

Trainingsvideo: gym.wellbo.de/uebungen/bauch

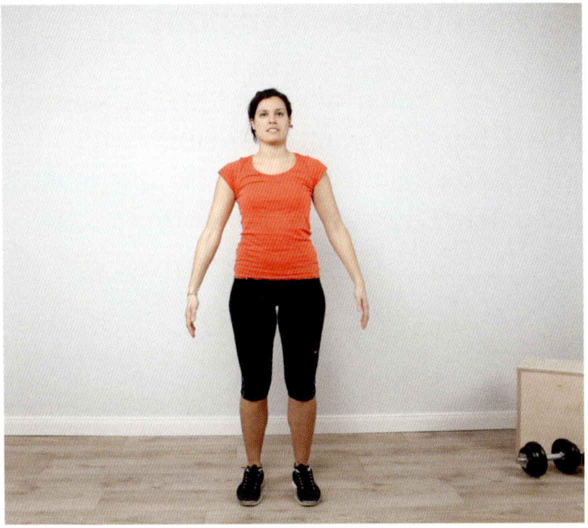

6. Jumping Jack (Hampelmann)

Du trainierst diese Muskeln: Deltamuskel (M. deltoideus), Quadrizeps (M. quadriceps femoris), Gesäßmuskulatur (M. glutaeus maximus)
Außerdem: Hier kommt das ganze Herz-Kreislaufsystem in Schwung!

So wird's gemacht:
Stelle dich aufrecht hin, deine Beine sind nur leicht geöffnet, die Arme hängen locker seitlich am Körper.
Jetzt springst du in eine Position, in der die Füße mehr als schulterbreit voneinander entfernt sind und schwingst gleichzeitig die Arme seitlich gestreckt nach oben, so dass sich die Handflächen über dem Kopf kurz berühren.
Springe wieder zurück in die Ausgangsposition und wiederhole diesen Bewegungsablauf.

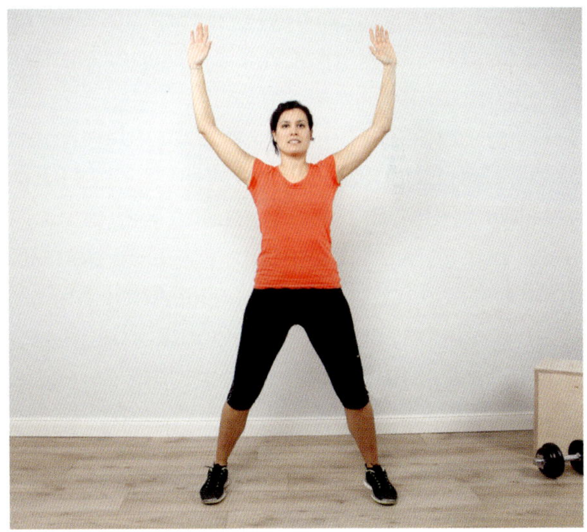

Trainingsvideo: gym.wellbo.de/uebungen/beine

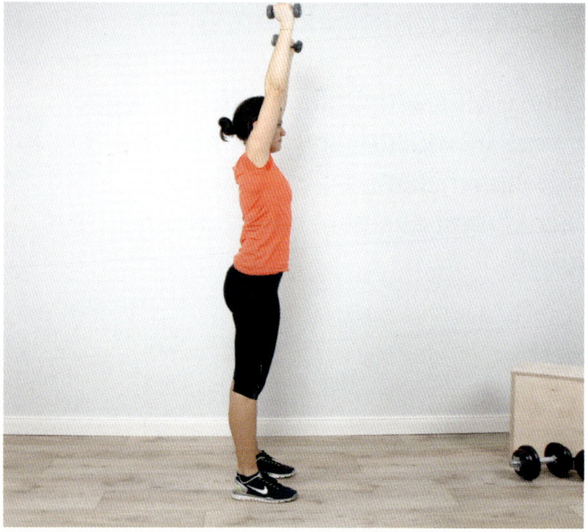

7. Good Morning (Hyperextension)

Du brauchst für diese Übung: ein Paar Kurzhanteln
Du trainierst diese Muskeln: hintere Oberschenkel- (Ischiocrurale Muskulatur), Gesäß- (M. glutaeus maximus), und untere Rückenmuskulatur (M. erector spinae)

So wird's gemacht:
Stell dich aufrecht hin, deine Beine sind schulterbreit geöffnet. Das Körpergewicht ruht auf den Fersen, die Knie sind leicht angewinkelt. In jeder Hand hältst du eine Kurzhantel.
Jetzt streckst du beide Arme über den Kopf nach oben. Den Oberkörper kippst du in der Hüfte mit geradem Rücken nach vorn und weiter nach unten. Gehe nur so weit nach unten, wie du den Rücken noch gerade halten kannst. Die Arme bleiben gestreckt, sie bilden mit dem Oberkörper eine Linie. Halte die Position kurz, dann richte den Oberkörper wieder auf.

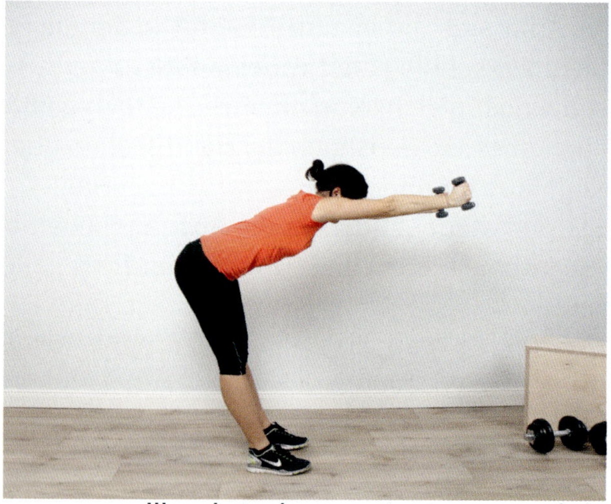

Trainingsvideo: gym.wellbo.de/uebungen/unterer-ruecken

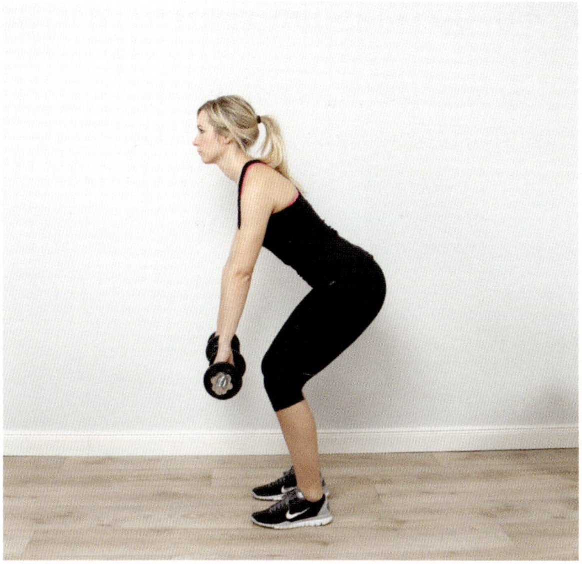

8. Bent-over Row (Rudern)

Du brauchst für diese Übung: ein Paar Kurzhanteln
Du trainierst diese Muskeln: Rückenmuskulatur (M. latissimus dorsi), oberer Rücken (M. trapezius), hinterer Deltamuskel (M. deltoideus), Bizeps (M. biceps brachii)

So wird's gemacht:
Stelle dich aufrecht hin, deine Beine sind schulterbreit geöffnet.
Die Kurzhanteln hältst du entweder in beiden Händen locker neben dem Körper oder du winkelst die Arme an und legst die Hanteln auf den Schultern ab.
Nun streckst du beide Hände mit den Hanteln nach vorn und beugst gleichzeitig auch den Oberkörper im rechten Winkel nach vorn. Die Knie leicht angewinkelt.
Ziehe beide Arme bis zum Oberkörper heran, indem du sie beugst. Die Position kurz halten, dann strecke die Arme wieder nach unten.

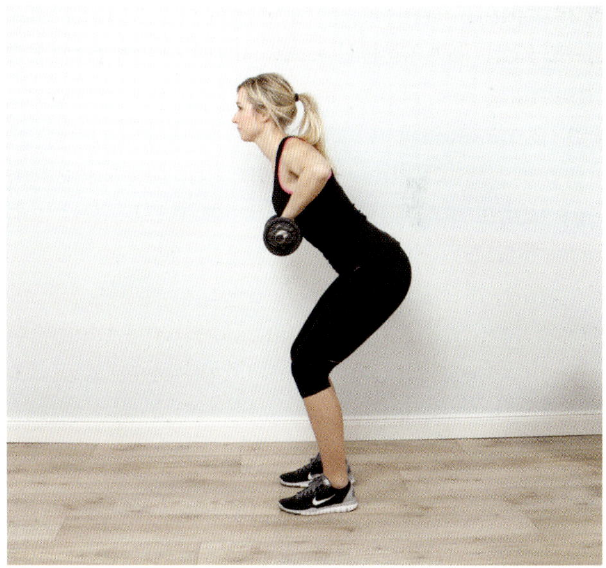

Trainingsvideo: gym.wellbo.de/uebungen/oberer-ruecken

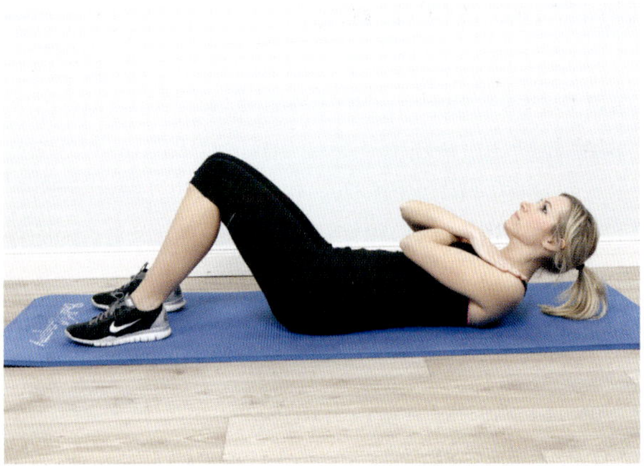

9. Crunch / Sit-up (Klappmesser)

Du trainierst diese Muskeln: Bauchmuskulatur (M. rectus abdominis)

So wird's gemacht:
Du liegst in Rückenlage auf dem Boden, deine Füße sind angestellt, die Arme sind auf dem Brustkorb verschränkt, der Blick geht Richtung Decke. Beim Ausatmen hebst du jetzt Kopf und Rumpf in Richtung Knie, bis sich die Schulterblätter vom Boden lösen.
Halte die Position kurz, dann senkst du den Oberkörper wieder ab. Der untere Rücken behält die ganze Zeit Kontakt zum Boden, die Füße bleiben auf dem Boden.

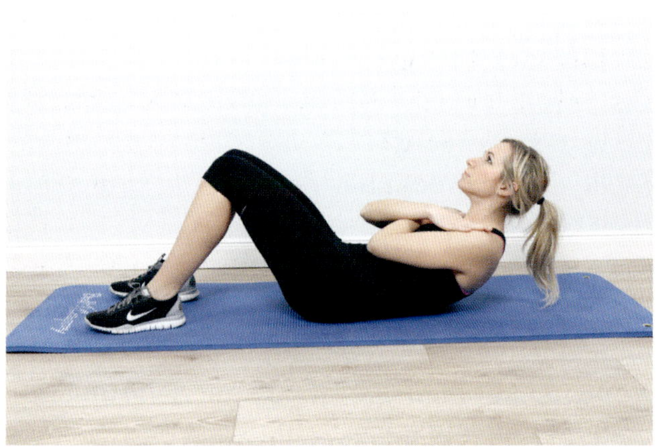

Trainingsvideo: gym.wellbo.de/uebungen/bauch

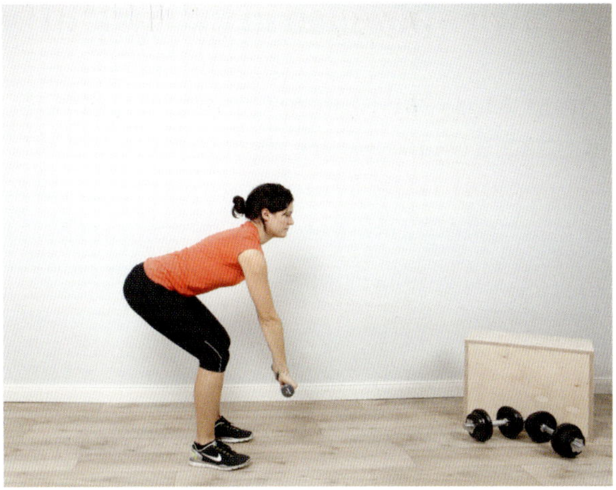

10. Down the Line (Hurra)

Du brauchst für diese Übung:
ein Paar Kurzhanteln

Du trainierst diese Muskeln:
Oberschenkelvorderseite (M. quadriceps femoris), Oberschenkelrückseite (Ischiocrurale Muskulatur), Gesäßmuskulatur (M. glutaeus maximus), untere Rückenmuskulatur (M. erector spinae), obere Rückenmuskulatur (M. trapezius), Schultermuskulatur (M. deltoideus)

So wird's gemacht:
Du stehst in einem stabilen, aufrechten Stand. Deine Knie sind leicht gebeugt, die Arme streckst du nach vorn, in jeder Hand hältst du eine Kurzhantel. Jetzt gehst du in die Knie, dann führst du die Arme gestreckt über den Kopf. Gleichzeitig drückst du dich aus den Beinen heraus lang nach oben. Arme, Beine und der gesamte Rumpf sind gestreckt. Halte die Streckung einige Sekunden, dann senkst du die Arme wieder ab und gehst in die Ausgangsposition zurück.

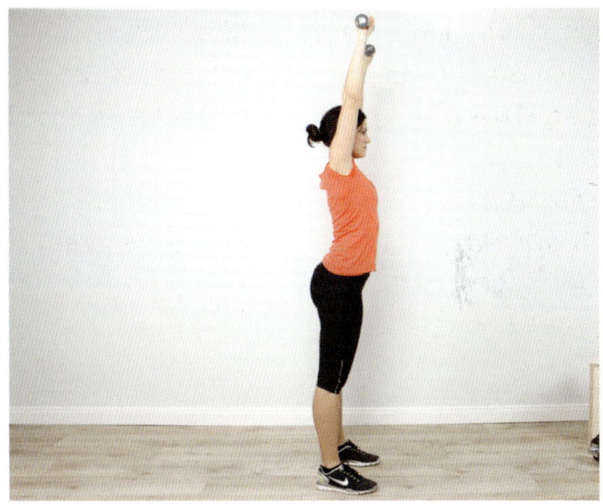

Trainingsvideo: gym.wellbo.de/uebungen/ruecken

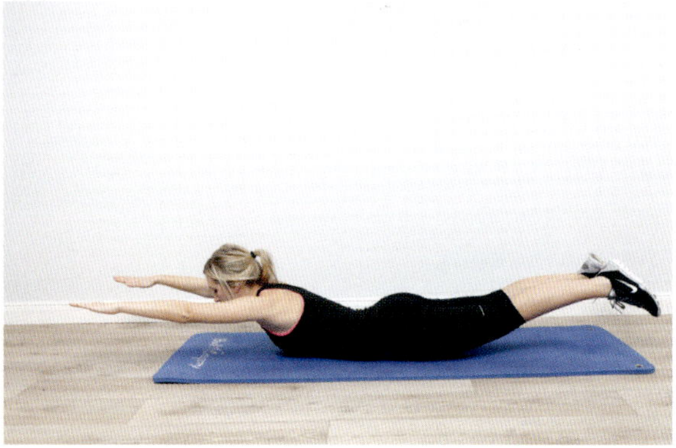

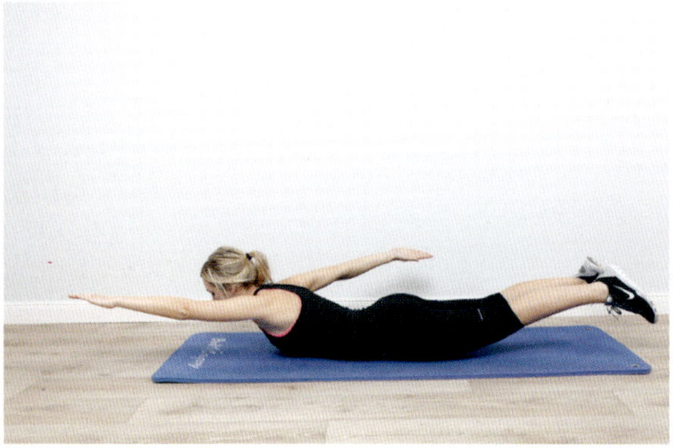

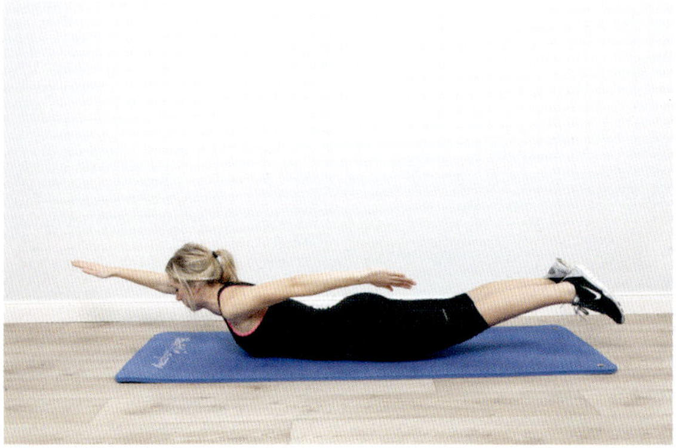

11. Carpet Crawler (Kraulen in Extension)

Du trainierst diese Muskeln: hintere Oberschenkelmuskulatur (Ischiocrurale Muskulatur), Gesäßmuskulatur (M. glutaeus maximus), untere Rückenmuskulatur (M. erector spinae), Schultermuskulatur (M.deltoideus), Nackenmuskulatur (M.trapezius pars descendens)

So wird's gemacht:
Du liegst in Bauchlage auf dem Boden, Arme und Beine sind lang vom Körper weg gestreckt. Hebe nun gleichzeitig Arme, Beine, Brust und Kopf vom Boden. Imitiere eine gleichmäßige, kraftvolle Kraulbewegung mit Armen und Beinen.

Trainingsvideo: gym.wellbo.de/uebungen/ruecken/unterer-ruecken

12. Sumo Scurry (Sumoschritte)

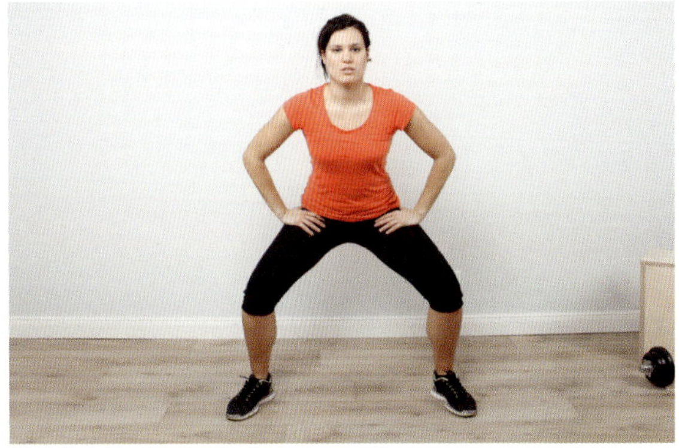

Du trainierst diese Muskeln: Oberschenkelvorderseite (M. quadriceps femoris), Oberschenkelrückseite (Ischiocrurale Muskulatur), Gesäßmuskulatur (M. glutaeus maximus), Wadenmuskulatur (M. triceps surae), untere Rückenmuskulatur (M. erector spinae)

So wird's gemacht:
Du stehst aufrecht, die Füße sind etwas mehr als schulterbreit geöffnet, die Knie leicht angewinkelt, der Po nach hinten gestreckt und der Oberkörper leicht nach vorn gebeugt.
Nun machst du schnelle, trippelnde Schritte, abwechselnd nach links und rechts, die Arme hältst du dabei seitlich ausgestreckt auf Schulterhöhe.

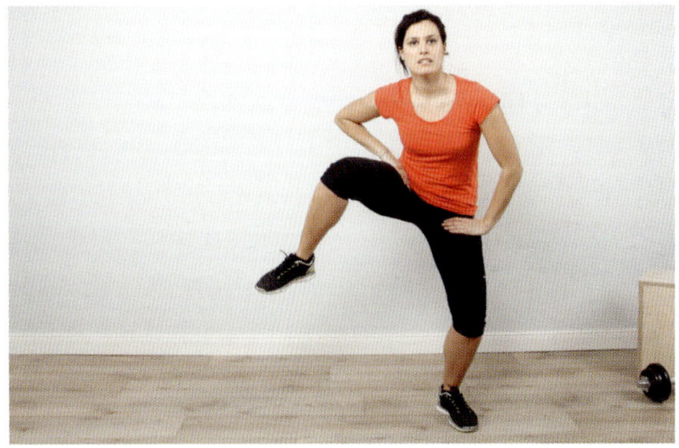

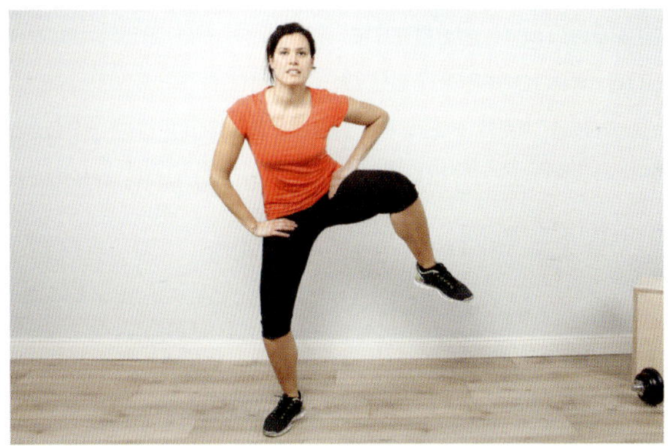

Trainingsvideo: gym.wellbo.de/uebungen/beine

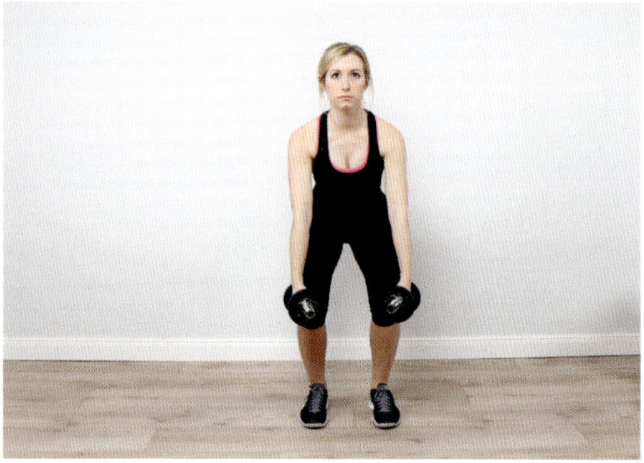

13. Reverse Fly (Flugbewegung rückwärts)

Du brauchst für diese Übung: ein Paar Kurzhanteln
Du trainierst diese Muskeln: Schultermuskulatur (M. deltoideus) und obere Rückenmuskulatur (M. trapezius)

So wird's gemacht:
Du stehst aufrecht, die Knie sind leicht gebeugt. Die Arme streckst du auf Schulterhöhe nach vorn, dabei hältst du in beiden Händen eine Kurzhantel, die Handrücken zeigen nach außen. Nun neigst du deinen Oberkörper etwas nach vorn. Der Rücken bleibt gerade, der Kopf befindet sich in Verlängerung der Wirbelsäule, die Knie bleiben leicht gebeugt.
Führe nun deine Arme mit den Kurzhanteln seitlich bis auf Schulterhöhe nach oben, bis sie weit geöffnet und waagerecht zu den Seiten ausgestreckt sind. Die Handrücken weisen nach hinten, die Ellbogen sind leicht angewinkelt. Kurz halten und wieder absenken.

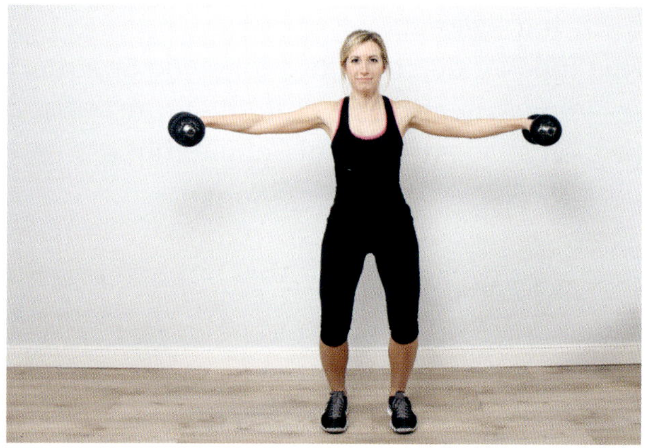

Trainingsvideo: gym.wellbo.de/uebungen/schulter

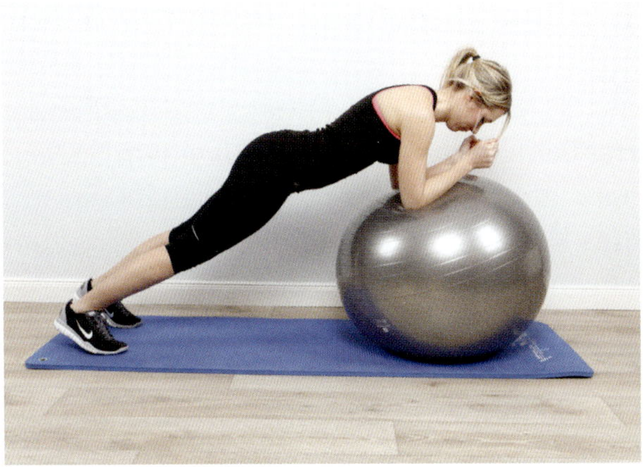

14. Seal on the Ball

(Stützübung auf dem Ball)
Du brauchst für diese Übung: einen großen Gymnastikball
Du trainierst diese Muskeln: untere Bauchmuskulatur (M. rectus abdominis), Rumpfgürtel
Außerdem: Diese Übung bringt viel für eine bessere Körperspannung.

So wird's gemacht:
Du gehst in den Vierfüßlerstand, den Ball legst du vor dir ab. Nun stützt du deine Unterarme auf dem Ball ab und hebst deinen angespannten Körper etwas an, nur die Zehenspitzen halten Kontakt zum Boden.
Der Po ist angespannt, der Bauchnabel zur Wirbelsäule hin angezogen. Schiebe jetzt die Unterarme leicht nach vorn, wobei du den Ball vorwärts rollst. Ziehe die Arme dann wieder zurück unter den Bauch. So wird der Bauch intensiv gefordert. Die Hüfte bleibt dabei stabil.

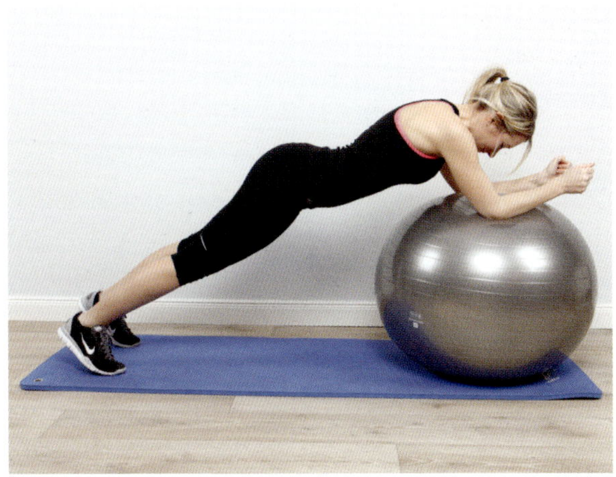

Trainingsvideo: gym.wellbo.de/uebungen/bauch

3.3 Ausdauertraining – für eine gute Figur in allen Lagen

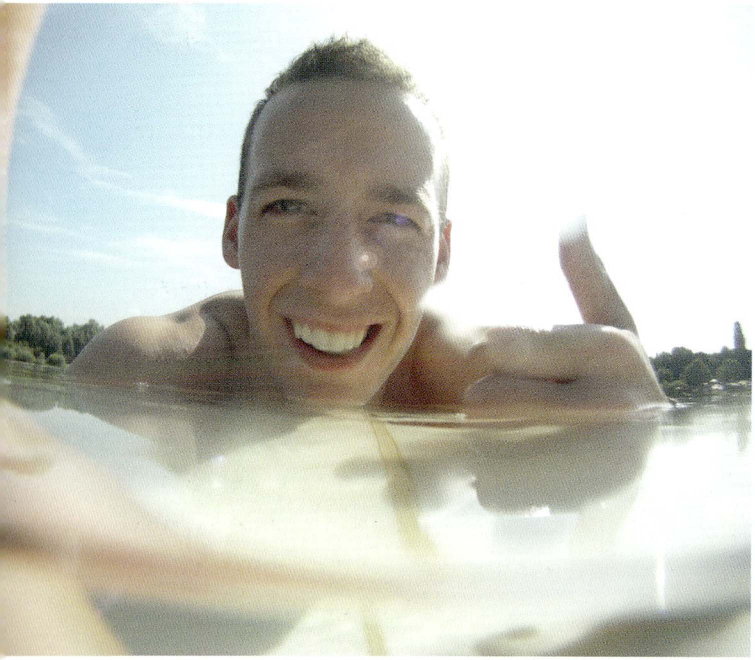

Ausdauer ist für die Grund-Fitness unverzichtbar. Als Surfer liebe ich das Paddeln auf einem See oder Fluss. Auch das Kraulschwimmen ist ein effizientes Konditionstraining. Als Ergänzung zum Kraulschwimmen bietet sich das Streckentauchen im Pool an. Das Unterwasser-Schwimmen verbessert die Kapazität der Lungen.
Aber auch außerhalb des Wassers kannst du etwas tun. Beim Ausdauertraining ist natürlich das Laufen der Klassiker überhaupt. Diese Sportart hat den großen Vorteil, dass du sie jederzeit und überall mit einem minimalen Aufwand in deinen Alltag einbauen kannst, auch wenn du vielleicht gerade unterwegs bist oder gerade zeitlich sehr eingeschränkt bist. Ein Paar gute Laufschuhe und ein einfaches, funktionales Laufoutfit reichen und du kannst durchstarten.

Ausdauertraining: Wie viel soll es sein?

Auch hier schätzt du deinen Leistungszustand selbst ein: Bist du Einsteiger, Könner oder Profi?

Tipps für Einsteiger

Wie beim Krafttraining gilt auch in punkto Ausdauer: Beim sportlichen Start ist es besonders wichtig, dass du dich nicht über- oder unterforderst. Und du solltest kontinuierlich am Training dranbleiben. Egal, wie du dich dazu motivierst, die Hauptsache ist, dass sich keine „Ausreden-Pausen" einschleichen. Schlechtes Wetter, beruflicher Stress, gerade gar keine Lust... all das sollte dich nicht vom Training abhalten. Der einzige Grund für eine Trainingspause ist eine Krankheit. Mit Fieber gehörst du ins Bett, nicht aufs Surfboard, ins Fitnessstudio oder auf die Laufstrecke. Aber solange du gesund bist, gilt es durchzuhalten: Hast du erst einmal drei Wochen lang konsequent trainiert, sind dir deine Fitnesseinheiten schon zur Gewohnheit geworden!

Das richtige Trainingsmaß – der Pulsschlag als Taktgeber

Um beim Ausdauersport im richtigen Level zu trainieren, orientierst du dich an deiner Herzfrequenz. Dazu gibt es eine einfache Richtlinie:

220 – Lebensalter = maximale Herzfrequenz (Hfmax.)

Das bedeutet also für eine 35-jährige Sportlerin: Die Hfmax. beträgt 185 Schläge pro Minute. Je nachdem, welche Schwerpunkte du bei deinem Training setzt, versuchst du eine bestimmte Herzfrequenz zu erreichen und diese nicht zu übersteigen. Ob du nun Ausdauer trainieren, Muskeln aufbauen oder Fett verbrennen willst – die ideale Trainingsfrequenz orientiert sich immer an der maximalen Herzfrequenz. Hier ein Überblick, wie schnell dein Puls werden darf.

Beim Gesundheitstraining (50 bis 60 Prozent der Hfmax. – niedrige Intensität)

Hierbei handelt es sich um den Trainingsbereich mit niedriger Intensität. In diesem Bereich trainiert man zum Beispiel, um die Muskulatur aufzuwärmen oder um am Ende einer hohen Belastung den Körper langsam wieder „runterzufahren".
Um beim Beispiel unserer 35-jährigen Sportlerin zu bleiben: Sie sollte in diesen Übungsphasen eine Frequenz von etwa 100 haben.
Dieser Bereich ist unter anderem geeignet für Trainierende, die ihren Muskelumfang erhalten wollen und aus Gesundheitsgründen gleichzeitig ihre Ausdauer verbessern möchten.

Aerob und anaerob – was bedeutet das eigentlich?

Wir brauchen Sauerstoff, um die für das Leben notwendige Energie zu erzeugen. Der Sauerstoff, den wir mit der Luft einatmen, gelangt über die Atemwege in die Lunge und wird von dort über das Blut in den Körper und damit an die Muskeln weitergeleitet. Die mit dem Sauerstoff durch biologische Verbrennung erzeugte Energie ist die Voraussetzung für alle physiologischen Vorgänge in unserem Körper – natürlich auch für die Muskelbewegung. Im Alltag ist der Energiebedarf durch Muskelbewegung so gering, dass die Muskeln immer mit genügend Sauerstoff versorgt werden können, um die gesamte Energie durch biologische Verbrennung zu erzeugen. Diese Form der Energiegewinnung durch Verbrennung mit Sauerstoff nennt man aerob.

Aerobes und anaerobes Training
Bei allen Ausdauerbelastungen, die länger als drei Minuten dauern, muss die Energie durch Verbrennung erzeugt werden. Es handelt sich also um aerobe Ausdauerbelastungen. Die Leistung ist durch die Kapazität von Atmung, Kreislauf und Energiestoffwechsel limitiert.
Bei kürzeren, hohen Belastungen (wie etwa einem 800 Meter-Lauf) kann der Energiebedarf so groß werden, dass er die Kapazität der aeroben Verbrennung überfordert. In solchen Fällen können die Muskelzellen mittels biochemischer Prozesse, die keinen Sauerstoff erfordern, sehr schnell Energie „zuschießen", allerdings nur für kurze Zeit. Derartige Energieerzeugung ohne Sauerstoff heißt anaerob. Durch die anaerobe Energieerzeugung entsteht allerdings Milchsäure, die sich in den Muskelzellen und im Blut anhäuft und eine Übersäuerung bewirkt. Die Übersäuerung wiederum bewirkt einerseits einen drastischen Rückgang der Leistung und andererseits auch körperliche Symptome wie Muskelbrennen oder Übelkeit.

Im Trainingsplan oben gibt es drei Trainings: Grundlagenausdauer 1, Grundlagenausdauer 2 und Intervalltraining.
Grundlagenausdauer 1 (GA 1, aerob): Fettverbrennung (60 bis 70 Prozent der Hfmax. – mittlere Intensität).

Die 35-jährige Sportlerin tut am meisten für ihre Fettverbrennung, wenn sie mit einem Puls von etwa 120 trainiert.
Dies ist die optimale Zone, um die Energie für die Belastung aus den Fettzellen zu holen. Daher ist dieser mittlere Intensitätsbereich auch der populärste aller Trainingsbereiche. Leider wird manches aber oft falsch verstanden. Zwar ist der Anteil der Fettverbrennung bei dieser Intensität höher, absolut kann aber bei einer Trainingseinheit in einem höheren Pulsbereich mehr Fett verbrannt werden. Am schnellsten geht es beim Intervalltraining an die Fettreserven.

Grundlagenausdauer 2 (GA 2, aerob): Ausdauerentwicklung (70 bis 80 Prozent der Hfmax. – hohe Intensität)
Jetzt würde unsere 35-jährige Sportlerin mit einem Puls von 130 bis 140 trainieren.
Das Training mit einer so hohen Intensität hat verschiedene Ziele: Es ist beispielsweise geeignet für Sportler, die mit möglichst geringem Zeitaufwand versuchen, möglich effizient Fette zu verbrennen. Außerdem trainiert ein solches Training die Herz- und Lungenkapazität sehr gut und verbessert die Ausdauer spürbar. Darüber hinaus hat ein solch intensives Training positive gesundheitliche Auswirkungen und vermindert das Risiko von Herz-Kreislauf-Erkrankungen.

Ein Gefühl für die richtige Intensität entwickeln

Noch eine ganz einfache Richtlinie: Es ist wahrscheinlich mit dem Puls und der Belastung alles im grünen Bereich, so lange du während des Trainings noch problemlos atmen kannst, ohne das Gefühl zu haben „aus der Puste“ zu sein. Im besten Fall kannst du dich beim Laufen auch noch mit einem Trainingspartner unterhalten.

Intervalltraining: schneller werden – schneller abnehmen

Einen systematischen Wechsel zwischen Belastungs- und Erholungsphasen nennt man Intervalltraining. Der Trick dabei: Die beanspruchten Muskeln sollen sich durch die Entspannungsphase nicht wieder auf die Ausgangsbedingungen einstellen können, sondern immer unter Anspannung bleiben. Der Körper muss sich ständig an die Anforderung der Tempowechsel anpassen. Dies löst Stress aus, der Körper versucht, seinen Stoffwechsel in allen Bereichen zu optimieren und lernt bei dieser Art Training, sich schnell an ein erhöhtes Tempo anzupassen, sich danach rasch wieder zu erholen und das im Blut angereicherte Laktat abzubauen. Außerdem wird in einer solchen Einheit - absolut gesehen - mehr Energie verbrannt. So wirst du schneller ungeliebte Fettpölsterchen los!

Intervalltraining wird generell in zwei Untergruppen aufgeteilt:

- **Extensives Intervalltraining**

Die Pausen zwischen den Belastungen sind relativ kurz, das Tempo während der Belastung wenig schneller als das angestrebte Wettkampftempo. Mit dieser Trainingsart werden aerobe wie auch anaerobe Fähigkeiten trainiert. In Trab- oder Gehpausen zwischen den Belastungen soll die Pulsfrequenz auf 120 bis 140 Schläge pro Minute fallen, bevor eine erneute Belastung folgt.
Beispiel: Fünfmal 4 Minuten Belastung mit je einer Pause von 2 Minuten.

- **Intensives Intervalltraining**

Die Pausen zwischen den Belastungen sind länger, dafür ist in den kürzeren Belastungsphasen die Belastung deutlich über dem Ausdauertempo, das eigentlich trainiert werden soll. Du steigerst so die anaerobe Kapazität deines Körpers. Der Erholungspuls in den Trabpausen sollte unter 120 Schläge pro Minute sinken.
Beispiel: Fünfmal 400 Meter laufen mit je 5 Minuten Pause.

Ausdauersportarten zur Auswahl

Mit den folgenden Sportarten trotzen wir Surfer hartnäckig und ausdauernd der Brandung. Such dir einfach aus, was dir am besten liegt – oder variiere die Sportarten nach Lust und Laune. Wichtig ist, dass du die vorgegebene Zeit in dein Ausdauertraining investierst.

Auf und davon: Laufen

Das brauchst du: Pulsuhr, gute Laufschuhe, Funktionskleidung: Socken, Laufhose, Shirt und bei kühlerem Wetter auch eine Laufjacke
So wird's intensiver: Wenn du schneller wirst, bergauf läufst oder auf Sand, Gras oder weichem, unebenen Untergrund joggst.
So wird's etwas gemächlicher: Wenn du dein Lauftempo drosselst und darauf achtest, dass du auf flachem, ebenen Untergrund läufst, wird das Joggen entspannter. Auch ein so genanntes leichtes Intervalltraining bringt Entspannung. Das bedeutet, dass du jeweils 10 Sekunden läufst und 10 Sekunden gehst. Die Intervalle kannst du natürlich auch variieren, also beispielsweise 3 Minuten laufen, 3 Minuten gehen.
Achtung: Bitte laufe nicht bergab, um die Trainingsintensität zu vermindern. Wenn deine Laufstrecke ein Gefälle von mehr als drei bis vier Prozent hat, belastet das die Knie sehr stark.

Ab ins Nass: Schwimmen

Das brauchst du: Pulsuhr, wenn nötig Schwimmbrille
So wird's intensiver: Wenn du die Geschwindigkeit erhöhst oder den Schwimmstil änderst: Kraulen oder Delphinschwimmen kosten die meiste Kraft.
So wird's etwas gemächlicher: Wenn du etwas langsamer schwimmst, deine Gleitphase verlängerst oder die Hände so durch das Wasser ziehst, dass möglichst wenig Wasserwiderstand entsteht.
Achtung: Schwimme nie ohne Aufsicht mit hoher Intensität. Insbesondere in offenen Gewässern oder im Meer ist es unbedingt nötig, den Anweisungen der Wasseraufsicht zu folgen.

Unterwassertauchen

Dieser Ausdauersport ist perfekt als Vorbereitung fürs Surfen geeignet, bringt aber sicher auch allen anderen Fitnesssportlern viel Spaß! Das Tauchen hilft, die Lungenkapazität zu vergrößern, baut die Angst davor ab unter Wasser zu sein und hilft, sich auch unter Wasser zu orientieren. **Achtung:** Übe das Unterwassertauchen bitte unbedingt ausschließlich unter Aufsicht eines Trainers.

Das Wichtigste aus diesem Kapitel auf einen Blick

Die Elemente des Trainings

Beim Training zählen vier Aspekte: Ausdauer, Koordination, Kraft, Beweglichkeit und Schnelligkeit. In diesem Kapitel geht es nun vor allem um das körperliche Training. Das perfekte Workout umfasst Ausdauer-, Koordinations- und Krafttraining. Beides findest du in diesem Kapitel so organisiert, dass du dich damit innerhalb von sechs Wochen fit machen kannst für den Start auf der Welle. Aber es eignet sich auch, wenn du einfach nur überflüssige Pfunde verlieren, wieder sportlicher und gesünder leben und mehr Spaß haben willst. Du wirst in sechs Wochen rundum gut drauf sein!

Kraft- und Ausdauertraining

In diesem Kapitel findest du Trainingsprogramme für dein Krafttraining, Koordinationstraining und für das Ausdauertraining. Ein schönes Extra bei den Kraftübungen ist das IndoBoard: Es eignet sich für Übungsvarianten, die dich intensiver fordern und gibt dir ein kleines bisschen Indoor-Surfgefühl! Auch beim Ausdauertraining findest du Ideen für ein interessantes Programm: Mit Sportarten wie Paddeln oder Streckentauchen bringst du Abwechslung in deinen Ausdauerplan, wirst rundum fit und trainierst wie ein echter Surfer!

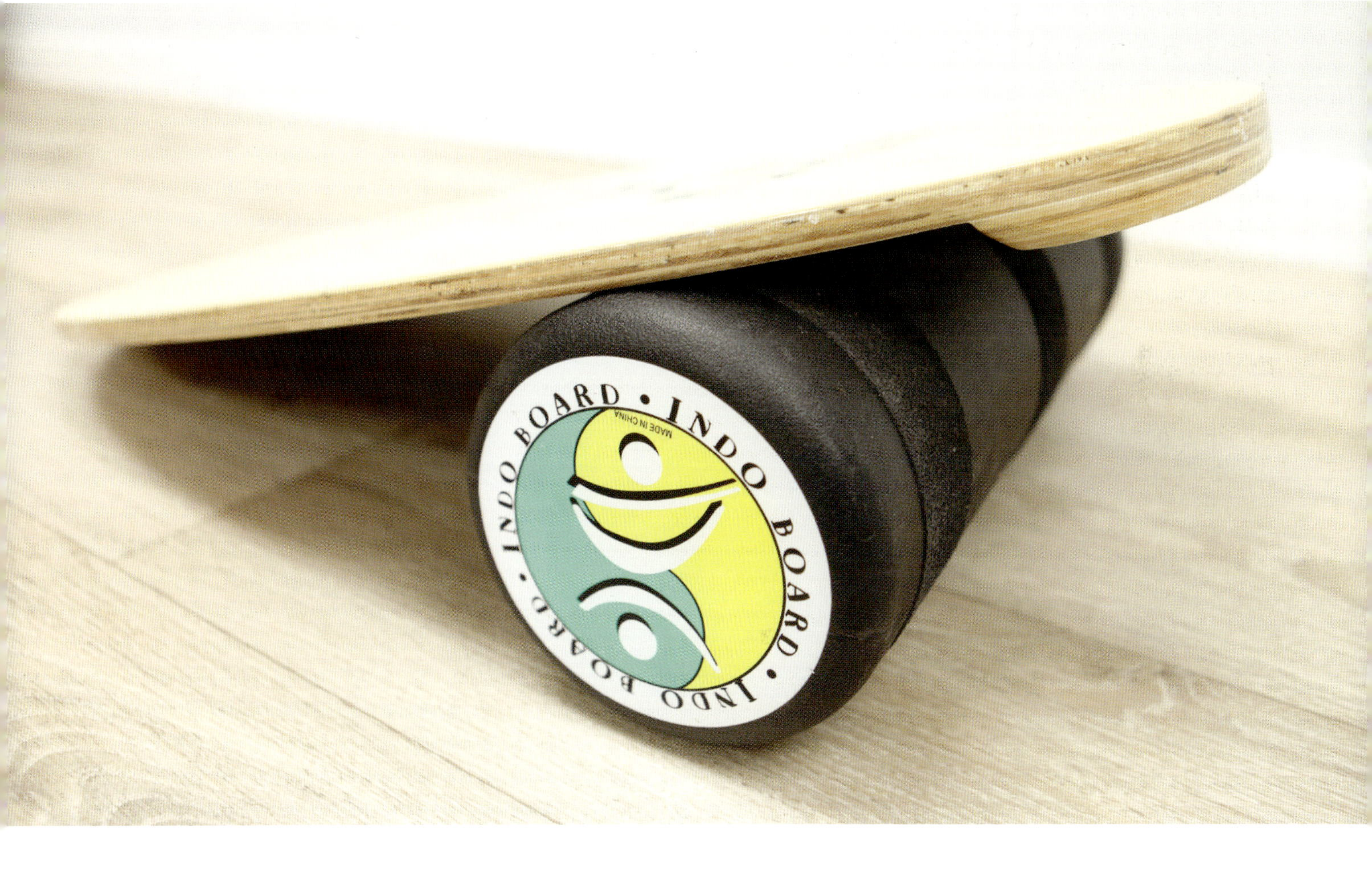
INDO BOARD • INDO BOARD •
MADE IN CHINA

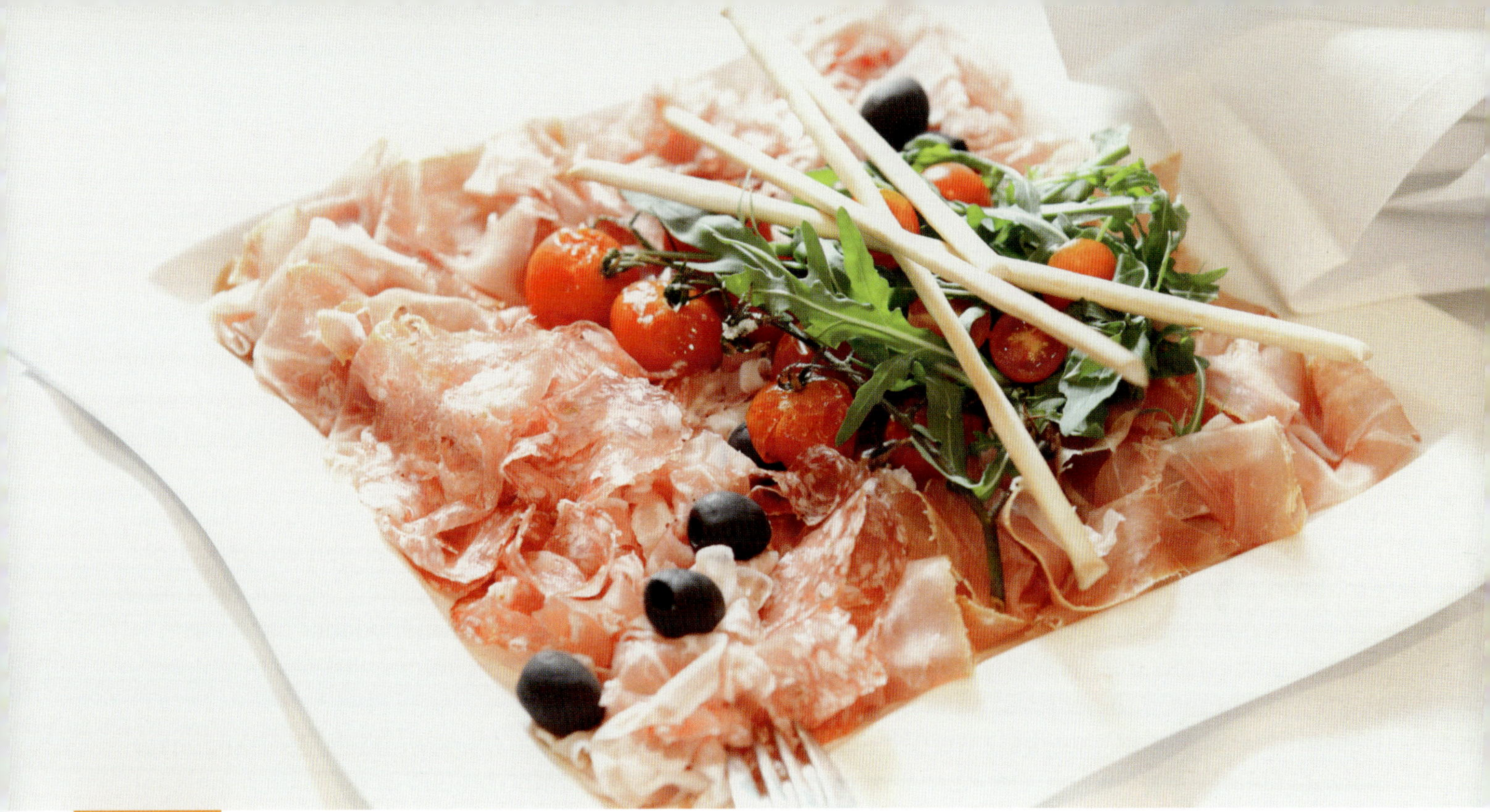

Kapitel 4

Die richtige Ernährung für dich

Ob Surfer, Läufer oder Biker – jeder Sportler weiß, dass ausreichend Bewegung die Hälfte des gesunden Lebens ist. Aber auch die richtige Ernährung ist wichtig. In diesem Kapitel erfährst du, wie es dir ganz einfach gelingt, diese in deinen Alltag zu integrieren: Mit einem Ernährungskonzept, das wirklich einfach umzusetzen ist und bei dem du den Spaß am Essen nicht verlieren wirst!

4.1 Richtig essen – aber wie?

Es gibt heute unzählige Ideen zur gesunden Ernährung. Den meisten davon ist gemein, dass sie wenig Fett und Zucker sowie reichlich Kohlenhydrate empfehlen. Diese Diäten und Ernährungsempfehlungen sind quasi für Kohlenhydrat-Fans gemacht: Kartoffeln, Vollkornbrot, Nudeln und Reis finden sich in klassischen Ernährungspyramiden ganz weit unten. Was das bedeutet? Solche Pyramiden sollen grafisch verdeutlichen, von welchen Lebensmitteln man besonders viel essen darf und an welchen man sparen sollte. Dabei findet man die empfohlenen Lebensmittel unten an der breiten Basis der Pyramide und die Nahrungsmittel, die selten oder gar nicht auf den Teller kommen sollten, befinden sich in der Spitze der Pyramide.
Wenn kohlenhydratreiche Lebensmittel also in der Pyramide weit unten stehen, heißt das, dass viel davon auf den Speiseplan gehört. Dies entspricht jedoch nicht meinen Vorstellungen von gesunder Ernährung, denn mit einer zu hohen Zufuhr an Kohlenhydraten macht man seinen Blutzuckerspiegel unter Umständen zum Jo-Jo wider Willen: Er kann gar nicht anders, als immer wieder nach oben zu hüpfen und – falls die Kohlenhydrate aus ungesunden Quellen wie Süßigkeiten und Weißmehlprodukten stammen – danach tief nach unten zu fallen.
Der Hintergrund: Kohlenhydrate werden aufgenommen und in Zucker umgewandelt, der Blutzuckerspiegel steigt daraufhin an. Der Körper reagiert, indem er das Hormon Insulin in der Bauchspeicheldrüse freisetzt, um den Blutzuckerspiegel zu regulieren. Dieser fällt daraufhin wieder nach unten. Und gerade bei Kohlenhydraten aus Weißmehl und Süßem tut er dies besonders drastisch: Der Blutzuckerspiegel rutscht geradezu in den Keller – es entsteht Heißhunger. Man muss etwas essen, am liebsten etwas Süßes. Denn genau darauf hat man Appetit, weil der Körper weiß, dass dieses Süße den Blutzuckerspiegel rasend schnell wieder hochfahren wird – und schon ist man im Teufelskreis!
Die beschriebene Insulinausschüttung hat auch noch weitere Nebeneffekte: Zum einen wird die Fettverbrennung gehemmt, solange Insulin im Körper ist. Und zum anderen öffnet Insulin als Schlüsselhormon die Fettzellen. Diese haben nur eine Aufgabe: Sie wollen wachsen, schnappen sich also alles, was kommt und bunkern es. Diese Achterbahnfahrten führen dazu, dass die Bauchspeicheldrüse ständig belastet ist. Dies kann schließlich zu einer Überbelastung oder zur Insulinresistenz führen: Diabetes ist die Folge.

Die LEY- Ernährungsmethode

Aus diesen Gründen habe ich die LEY-Methode entwickelt. Die entscheidenden Punkte dabei sind: viel Fett ist gut, aber Zurückhaltung bei Kohlenhydraten – sonst ist alles erlaubt. Und das unterscheidet die LEY-Methode von vielen anderen Ernährungsweisen.

Was steckt hinter der LEY-Methode?

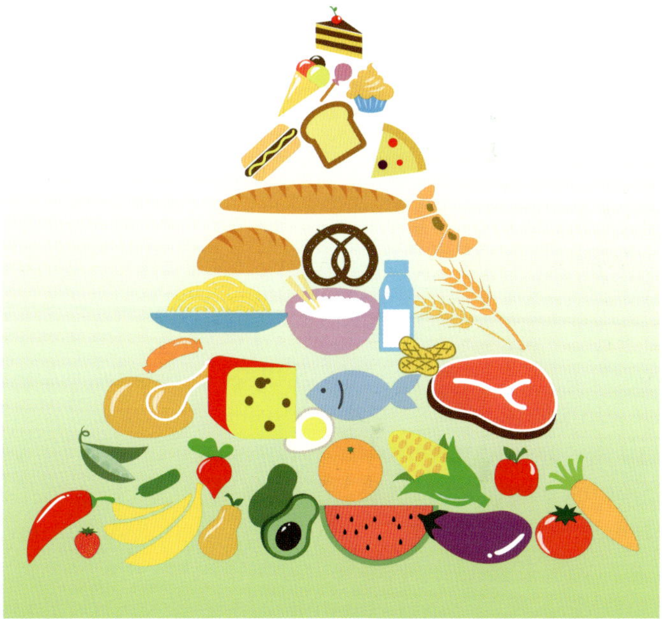

Bei dieser Ernährungsmethode wird Wert gelegt auf einen niedrigen Glykämischen Index der Nahrungsmittel und auf einen niedrigen Blutzucker- und Insulinspiegel. Bei einer solchen Ernährung bleibt der Blutzuckerspiegel konstant und schwankt nicht auf und ab. Auch der Insulinspiegel im Blut bleibt somit niedrig. Das bringt viele gesundheitliche Vorteile mit sich. Eine Ernährung nach der LEY-Methode hilft nämlich Erkrankungen wie dem Metabolischen Syndrom und Diabetes 2 vorzubeugen. Auch Menschen, die bereits unter einem Metabolischen Syndrom oder Diabetes 2 leiden, hilft LEY den Blutzucker- und den Insulinspiegel wieder ein Stück weit ins Gleichgewicht zu bringen und damit ihren gesundheitlichen Zustand zu verbessern. Man kann also tatsächlich sagen: Vor allem übergewichtige Menschen und Diabetiker werden von der LEY-Methode langfristig profitieren.
Die LEY-Methode ist eine kohlenhydratreduzierte und eiweiß- und fettreiche Ernährungsform. Sie soll eine gesunde Ernährung ohne Hungerexperimente möglich machen und ist auch für gesunde Menschen optimal geeignet, um das Gewicht zu halten und sich ausgewogen und gesund zu ernähren.

An der Basis der LEY Pyramide stehen Lebensmittel, die wenig Stärke und Zucker, dafür aber reichlich Ballaststoffe und Wasser enthalten. Am besten eignen sich stärkearme oder stärkefreie Gemüse wie Tomaten, Brokkoli, Blumenkohl, Gurken, Karotten, Kohl, Paprika, Salat und Knoblauch. Von Salaten und stärkearmen Gemüsesorten kannst du praktisch so viel essen, wie du magst. Diese sättigen sehr gut, da sie zum einen viel Volumen haben, so dass sie für angenehme Fülle im Magen sorgen. Sie haben außerdem einen niedrigen Glykämischen Index.
Auch Obst ist erlaubt. Dabei sollen jedoch vor allem Früchte mit wenig Zucker auf dem alltäglichen Speiseplan stehen. Denn je süßer eine Frucht ist, desto mehr Zucker beziehungsweise Kohlenhydrate enthält sie wahrscheinlich und damit verursacht sie auch eine höhere Glykämische Last.
Grundsätzlich gilt bei LEY wie auch bei vielen anderen Ernährungsempfehlungen die Faustregel: „Fünf am Tag". Das heißt fünfmal am Tag sollte Obst und Gemüse auf deinem Speiseplan stehen, am besten dreimal täglich Gemüse und zweimal Obst.

Im unteren Bereich der LEY-Pyramide befinden sich auch Öle, denn Fette sind bei LEY nicht tabu, ganz im Gegenteil! Hierbei solltest du besonders oft Olivenöl oder andere Öle mit hohem Anteil an Omega-3-Fettsäuren genießen, beispielsweise Raps- oder Walnussöl. Aber auch Fleisch, Fisch, Wurst, Käse, Milchprodukte, Eier, Hülsenfrüchte und Nüsse enthalten wichtige Fette.
Auf die zweite Stufe der Pyramide gehören Lebensmittel, die reich an Eiweiß sind. Dazu zählen magere Fleischsorten wie Geflügel, außerdem Fisch, Eier, Hülsenfrüchte, Nüsse und Milchprodukte. Davon sollte sich mehrmals täglich etwas auf deinem Teller finden.
Auf der vorletzten Stufe der Pyramide findest du Vollkornprodukte, Nudeln und braunen Reis. Diese Lebensmittel solltest du also nicht zu oft essen. Die Begründung: Sie haben zwar einen mittleren Glykämischen Index, da sie aber einen sehr hohen Kohlenhydratanteil haben, ist die Glykämische Last sehr hoch. Das bedeutet: Mit einer üblichen Portion davon nimmt man bereits sehr viel Kohlenhydrate auf. Dass die Vollkornprodukte deutlich anders positioniert sind als in der herkömmlichen Ernährungspyramide, macht im Grunde den größten Unterschied zwischen der LEY-Methode und den meisten anderen gebräuchlichen Ernährungsempfehlungen aus.
In der Spitze der LEY-Pyramide, oben im kleinsten Segment, befinden sich Getreideprodukte aus Weißmehl, Kartoffeln und Süßigkeiten, kurz: all das, was du nur sehr selten oder gar nicht zu dir nehmen solltest.

Glykämischer Index, glykämische Last – was heißt das?

Der Glykämische Index (GI) ist ein Wert, der angibt, welche Auswirkungen ein bestimmtes Nahrungsmittel auf den Blutzuckerspiegel hat. Den GI eines Nahrungsmittels ermittelt man, indem man die Blutzuckerreaktion innerhalb von zwei Stunden nach der Aufnahme von 50 Gramm Kohlenhydraten aus dem jeweiligen Nahrungsmittel misst. Dieser Wert wird in Relation gesetzt zu dem Wert, den 50 Gramm Traubenzucker im Blutzucker auslösen.
Die Glykämische Last (GL) eines Nahrungsmittels berücksichtigt zusätzlich noch, wie viel Gramm von diesem Nahrungsmittel man tatsächlich essen muss, um dabei 50 Gramm Kohlenhydrate aufzunehmen. Dieser Wert ist also noch aussagekräftiger, wenn es darum geht, welche Nahrungsmittel in der Ernährung tatsächlich eine Rolle spielen sollten und welche besser nicht.

Abnehmen mit LEY

Wer mit der LEY-Methode vor allem abnehmen möchte, sollte auch daran denken, dass die Ursachen des Übergewichts bei jedem Menschen andere sind – bei manchen liegt es an der Ernährung, bei vielen an fehlender Bewegung, bei anderen spielen psychische Probleme, permanenter Stress oder einfach auch falsche Gewohnheiten eine Rolle. Das bedeutet: auch Übergewicht ist oft eine individuelle Sache – jeder Mensch kommt sozusagen auf seinem eigenen Weg zu seinem Körperfett. Und demzufolge muss auch jeder vor allem seinen eigenen Weg finden, um unliebsame Pölsterchen schließlich wieder loszuwerden.
Falls du also das Ziel hast sehr viel abzunehmen, ist es wichtig, dich selbst ehrlich nach den Ursachen deines Übergewichts zu fragen und, wenn nötig, auch professionelle Hilfe in Anspruch zu nehmen – von einem Arzt, einem Ernährungsberater oder einem Trainer zum Beispiel.

Die gesunde Seite der Fette

Wenn die Nahrung die richtige Menge und Zusammensetzung an Fetten enthält, hat das positive Effekte auf die Hirn-, Nerven- und Sehzellen sowie die Zellen des Immunsystems. Auch die Herzzellen sowie die Zellen der Nebennieren und der Sexualorgane profitieren von einer ausreichenden Versorgung mit Fett. Dabei sollten besonders viele Lebensmittel mit Omega-3 Fettsäuren auf dem Speiseplan stehen. Diese Fettsäuren senken den Blutdruck und den Spiegel der Blutfette. Außerdem wirken sie entzündungshemmend.

4.3 Regeln zur guten Ernährung

Auf der Basis der LEY-Methode habe ich für meine Coachings und die eigene Ernährung folgende Richtlinien zusammengestellt, die helfen sich stressfrei gesund zu ernähren. Die folgenden fünf Tipps finde ich besonders wichtig:

Regel Nr. 1

Vier bis fünf Mahlzeiten am Tag

Wie oft am Tag soll man essen? Da empfehle ich: „4 bis 5“. Das heißt, du solltest pro Tag drei Hauptmahlzeiten einnehmen, also das klassische Frühstück, Mittag- und Abendessen, zusätzlich ein bis zwei Snacks.

Regel Nr. 2

Das richtige Verhältnis von Fett, Eiweiß und Kohlenhydraten

Ich empfehle eine Zusammenstellung des täglichen Speiseplans, die zu 50 Prozent aus Fett, zu 30 Prozent aus Eiweiß und zu 20 Prozent aus Kohlenhydraten besteht.

Regel Nr. 3

Kohlenhydrate – die richtigen und am besten morgens!

Die Kohlenhydrate, die in der Nahrung enthalten sind, sollten vor allem morgens aufgenommen werden. Am Abend solltest du möglichst wenig Kohlenhydrate zu dir nehmen.
Auch wichtig: die Kohlenhydrate am besten überwiegend aus Obst und Gemüse gewinnen.

Regel Nr. 4

Reichlich Eiweiß

Ein bis zwei Gramm Eiweiß pro Kilogramm Körpergewicht sind optimal. Wenn du also 70 Kilogramm wiegst, darf deine tägliche Nahrung 70 bis 140 Gramm Eiweiß enthalten (siehe auch Kasten mit den Top-10-Lebensmitteln auf den folgenden Seiten).
Das Eiweiß kann von deinem Körper übrigens besonders gut aufgenommen werden, wenn du dazu Fett zu dir nimmst (am besten aus Fleisch, Fisch oder Milchprodukten).

Regel Nr. 5

Keine Angst vor Fett

Fett soll tatsächlich den Löwenanteil in deiner Nahrung ausmachen, für viele ist das wahrscheinlich eine phantastische Botschaft! Besonders oft darfst du zu allem greifen, was einfach und mehrfach ungesättigte Fettsäuren enthält, also beispielsweise Oliven- und Rapsöl. Für mehr geschmackliche Abwechslung versuche auch immer wieder einmal neue Sorten, etwa Walnuss-, Lein- und Hanföl. Auch alle Arten Fisch, Wildfleisch, Pute, Eier, Hülsenfrüchte, Nüsse und Milchprodukte wie Käse, Quark und Joghurt dürfen reichlich auf deinem Speiseplan zu finden sein.

Fette – und was du darüber wissen solltest

Fett macht nicht unbedingt fett – es kommt lediglich auf die richtige Auswahl an. Hier einige Richtlinien, die dir helfen, dich in punkto Fett und Ernährung zu orientieren. Denn es gibt unter den Fetten ganz verschiedene Gesellen...

Trans-Fettsäuren in der Nahrung

Trans-Fettsäuren in unserer Nahrung entstehen meist dabei, wenn Fette gehärtet werden. Gehärtete Pflanzenfette finden sich zum Beispiel in Margarine, Brat- und Backfett und in Nuss-Nougat-Cremes.
Trans-Fettsäuren entstehen auch, wenn flüssige Öle über den Rauchpunkt hinaus erhitzt werden. Dies geschieht häufig beim Frittieren oder wenn etwas wiederholt erhitzt wird. Da Frittierfett häufig hoch erhitzt wird, enthält es Trans-Fettsäuren – und alle Lebensmittel, die in diesem Öl frittiert werden, ebenso.
Da wir immer mehr Fertigprodukte essen, die gehärtete Fette enthalten, nehmen wir heute sehr viele Trans-Fettsäuren auf.

Und die Folgen?

Trans-Fettsäuren begünstigen das Entstehen von Arteriosklerose und damit Herz-Kreislauf-Erkrankungen, weil sie den LDL-Cholesterinspiegel erhöhen und den HDL-Cholesterinspiegel senken.
Ein Zusammenhang mit entzündlichen Darmerkrankungen (Morbus Crohn) wird ebenso vermutet.

Trans-Fettsäuren erhöhen den Bedarf an essentiellen Fettsäuren.
Aus obigen Gründen sollte der Gehalt an Trans-Fettsäuren in der Nahrung ein Prozent der gesamten Energiezufuhr nicht überschreiten. Die Deutschen nehmen durchschnittlich etwa vier Prozent ihrer Energie in Form dieser Fette auf!

Trans-Fettsäuren erkennen und meiden

Frittierte Lebensmittel wie Pommes Frites, Kartoffelchips und all die liebgewordenen Knabbereien sind leider die Hauptverdächtigen, wenn es um einen hohen Gehalt an Trans-Fettsäuren geht. Viele Produkte in Fast-Food-Restaurants enthalten Trans-Fettsäuren, da die Lebensmittel meist in einer Fritteuse erhitzt werden. Mache um Fast-Food-Restaurants und Imbissbuden also einen großen Bogen, vor allem, wenn es da nach altem Fett riecht!
Wenn du selbst zu Hause etwas mit der Fritteuse zubereitest, achte genau auf die Temperatur des Öls, es darf nicht zu heiß werden und sollte außerdem regelmäßig ausgewechselt werden.
Auch Popcorn, Konfekt, geröstete Nüsse, Nuss-Nougat-Cremes und Erdnussbutter können deutliche Mengen an Trans-Fettsäuren enthalten, da häufig gehärtete Fettmischungen für diese Produkte verwendet werden.
Bei industriell hergestellten Lebensmitteln deuten die Deklarationen „Pflanzenfette, partiell gehärtet" und „teilweise gehärtet" darauf hin, dass sich in dieser Packung auch Trans-Fettsäuren verbergen.

Gesättigte und ungesättigte Fettsäuren

Sind bei einer Fettsäure alle Kohlenstoffatome mit Wasserstoffatomen gesättigt, so spricht man von gesättigten Fettsäuren. Sind mindestens zwei benachbarte Kohlenstoffatome durch Doppelbindungen verknüpft, spricht man von einer ungesättigten Fettsäure. Bei mehreren dieser Doppelbindungen spricht man von mehrfach ungesättigten Fettsäuren.

Und die Folgen?

Langkettige, gesättigte Fettsäuren erhöhen den Cholesterinspiegel, verzichte also besser auf sie. Mittlerweile gibt es zwar auch neuere Erkenntnisse: Danach wird Cholesterin zu 75 Prozent vom Körper selbst produziert und nur zu 25 Prozent über die Nahrung aufgenommen. Wenn man mehr Nahrungscholesterin aufnimmt, reguliert der Körper die Eigenproduktion nach unten und gleicht so den Cholesterinspiegel ein Stück weit aus. Dennoch solltest du Lebensmittel mit gesättigten Fettsäuren nur sehr sparsam genießen.

Gesättigte Fettsäuren erkennen

Gesättigte Fettsäuren kommen überwiegend in Fetten tierischen Ursprungs vor, besonders in Butter, Hartkäse, Sahne, Schmalz, Rindertalg, Fleisch und Wurstwaren, aber auch in Kokosnuss- und Palmkernfett. Fette mit einem hohen Anteil an gesättigten Fettsäuren haben eine feste Konsistenz und einen hohen Schmelzpunkt.

Mehrfach ungesättigte Fettsäuren

Mehrfach ungesättigte Fettsäuren enthalten den geringsten Wasserstoffanteil und haben zwei oder mehrere Kohlenstoff-Doppelbindungen. Manche mehrfach ungesättigten Fette können vom Körper nicht hergestellt werden und müssen deshalb über die Nahrung aufgenommen werden. Sie werden manchmal auch als Vitamin F bezeichnet. Diese sogenannten essentiellen Fettsäuren oder „guten" Fette lassen sich in zwei Gruppen unterscheiden:

Omega-6-Fettsäuren (wie in Mais- oder Sonnenblumenöl)

Omega-3-Fettsäuren (wie in Leinsamen-, Soja-, Walnuss- und Rapsöl, aber auch im Fett von Makrele, Lachs, Hering, Forelle und Thunfisch).

Dabei sollte das Verhältnis von Omega-6-Fettsäuren zu Omega-3-Fettsäuren so sein, dass wenigstens ein Sechstel dieser Menge Omega-3-Fettsäuren sind (also: unter 5:1).
Den Omega-3-Fettsäuren werden günstige Wirkungen auf das Herz-Kreislauf-System nachgesagt, sie sollen beispielsweise arteriosklerotische Krankheiten verhindern. Die essentiellen Fettsäuren werden vor allem zum Aufbau von Zellmembranen benötigt. Fehlen sie in der Nahrung, kommt der aktive Stoffwechsel zum Erliegen.
Weitere Mangelerscheinungen beim Fehlen der essentiellen mehrfach ungesättigten Fettsäuren sind: Hautveränderungen (z.B. übermäßige Verhornung), Infektionsanfälligkeit, Wachstumsstörungen, Haarausfall, Mangel an Thrombozyten (Blutplättchen).

Mehrfach ungesättigte Fettsäuren erkennen und genießen

Diese gesunden Fette findest du in Nüssen, vielen Pflanzenölen wie Maiskeim-, Sonnenblumen-, Distel- und Weizenkeimöl, in vielen fettreichen Fischarten.

Wasserhaushalt

Ich empfehle dir den täglichen Bedarf an Wasser am besten mit reinem Quellwasser zu decken. Da wir kaum noch aus eigenen Quellen schöpfen können, gibt es verschiedene Alternativen zur Trinkwasserversorgung - unter anderem ein vitalisierendes Leitungswasser.
Es ist immer verfügbar, es hat das beste Preis-/Leistungsverhältnis und ist das best kontrollierte Lebensmittel. Eventuell vorhandene Schadstoffinformationen werden durch sogenannte Wasservitalisatoren neutralisiert. Es entsteht ein schmackhaftes, basisches, frisches Wasser. - Prost!

Ideen für deinen Speiseplan

Das Ernährungskonzept sieht vor, dass man isst, bis man satt ist. Das Ziel bei der LEY-Methode: Schärfe deine eigene Wahrnehmung für dein Hungergefühl und dafür, was dein Körper wirklich braucht. Wenn du dich darauf einlässt, wirst du selbst ein Gefühl dafür bekommen, wann du satt bist und so im richtigen Moment aufhören zu essen.

Meine Top Ten in der Ernährung

Hier findest du auf einen Blick zehn Lebensmittel mit reichlich gutem Fett und Eiweiß.

Lebensmittel	Menge	davon Eiweiß	davon Fett
Emmentaler	100 g	28 g	30 g
Thunfisch	100g	20-26 g	2 g
Rinderfilet	100 g	22 g	4 g
Speisequark 20%	100 g	18 g	20 g
Eier	Stück (Gr. M)	7 g	6 g
Soja	100 g	37 g	24 g
Vollmilch	100 g	3,3 g	3,5 g
Paranüsse	100 g	26 g	49 g
Erbsen	100 g	22 g	1 g
Pute	100 g	23 g	3 g

Die Top Ten der Prä- & Post–Workout-Snacks

Hunger nach dem Workout? Oder möchtest du eine Kleinigkeit vor dem Sport essen, um richtig Power aufzubauen? Dann findest du hier meine persönlichen Top Ten von Snacks, die schmecken und gut tun:

1. Früchtequark

Eine Portion Quark (20% Fettanteil), mit Früchten – dabei kannst du die Früchte frisch zum Quark genießen oder in den Quark schneiden und beides kurz miteinander zu einem cremigen Fruchtquark pürieren.

2. Nüsse mit Sojamilch

Eine Handvoll Nüsse essen, dazu ein Glas reine Sojamilch genießen.

3. Putenbrust-Sandwich

Zwei Scheiben Vollkorntoast rösten, mit zwei Scheiben Putenbrust sowie reichlich Tomaten und Gurken zu einem leckeren Sandwich ergänzen.

4. Omelett

Zwei, drei Eier gut verquirlen und mit etwas Speck sowie nach Belieben klein gewürfelten Tomaten und Pilzen in einer Pfanne zu einem leckeren Omelett brutzeln.

5. Protein-Shake

In ein großes Glas Vollmilch die entsprechende Menge Eiweißpulver mixen (siehe Angabe auf der Packung).

6. Thunfisch-Salat

Mische dir eine Portion Salat aus beliebigen Blattsalaten, je nachdem, welche du magst. Den Salat machst du mit reichlich Walnuss- oder Hanföl an und gibst dann noch Thunfisch in mundgerechten Stücken darüber. Mit Pfeffer und Salz würzen und schmecken lassen.

7. Käseplatte

Eine Auswahl verschiedener Käsesorten zu leckeren Häppchen schneiden, nach Belieben kannst du diese mit Gemüsesticks aus Karotten, Gurken und Paprika oder mit frischen Trauben kombinieren.

8. Gegrillte Riesengarnelen mit Gemüse

Riesengarnelen (frisch oder aus Tiefkühlkost) auf dem Grill oder in der Pfanne erhitzen. Dazu gibt es Gemüse nach Geschmack, gut eignen sich Paprika, Tomate und Gurke in Sticks oder Scheiben geschnitten.

9. Griechischer Joghurt

Eine Gemüsemischung aus feingewürfeltem frischen Gemüse wie Karotten, Gurken, Paprika und Tomaten zubereiten, mit Pfeffer, Salz und etwas Olivenöl abschmecken und dazu Joghurt als Dip genießen.

10. Bananenmilchshake

Für einen Shake eine Banane mit einer Portion Quark (20% Fettanteil), etwa derselben Menge Joghurt und nach Belieben Milch pürieren und frisch genießen.

4.5 Deine Ernährungsstrategie

Du weißt bereits, welche Motive dich besonders stark antreiben. Aber sind diese tatsächlich wichtig bei der Frage, wie du dich gesund ernährst? Ja! Denn du kannst dir dieses Thema sehr viel einfacher machen, wenn du es gemäß deinen Persönlichkeitsmotiven angehst. Schon ganz kleine Veränderungen in deinen Ernährungsgewohnheiten können eine Menge bewirken.

Gesunde Ernährung und das Lebensmotiv Macht

Wenn dieses Lebensmotiv in deinem Profil stark ausgeprägt ist, ist es dir besonders wichtig, alles in der Hand zu behalten – auch bei deiner Ernährung. Am wohlsten fühlst du dich deshalb, wenn du deinen Ernährungsplan nach den genannten Richtlinien selbst zusammenstellst und umsetzt.

Ist dieses Lebensmotiv niedrig ausgeprägt, dann arbeitest du sicher gern mit einer konkreten Vorlage, also beispielsweise dem Plan, den dir ein Ernährungsberater vorgibt.

Gesunde Ernährung und das Lebensmotiv Unabhängigkeit

Wenn dir Unabhängigkeit sehr wichtig ist, ist dir grundsätzlich wahrscheinlich egal, wie sich andere in deinem Umfeld ernähren, so lange du deine eigenen Ideen autark umsetzen kannst.
Falls dir Unabhängigkeit weniger wichtig ist, bist du – auch beim Essen – gern von Gleichgesinnten umgeben. Deine Ernährungsstrategie in der Gruppe zu leben, entspricht dir deshalb sicher gut.

Gesunde Ernährung und das Lebensmotiv Neugier

Wenn dieses Motiv bei dir stark ausgeprägt ist, wirst du dich gern mit allen Hintergründen zu LEY befassen. Literatur und Links zu dieser Ernährungsmethode findest du im Anhang.
Neugier ist als Lebensmotiv bei dir nicht so stark ausgeprägt? Dann bist du eher an den handfesten Basics interessiert. Die LEY-Methode bietet eine einfache Grundidee, die unkompliziert umzusetzen ist. Das gefällt dir bestimmt!

Gesunde Ernährung und das Lebensmotiv Anerkennung

Falls dir Anerkennung wichtig ist, koche für andere nach den LEY-Ideen. Anders als bei vielen anderen Ernährungskonzepten darf hier Fleisch und auch Fett eine Rolle spielen, so sind sehr schmackhafte Kreationen möglich, die deine Gäste wohl nicht erwarten und du wirst dafür sicher mit Anerkennung belohnt werden!
Ist dieses Motiv niedrig ausgeprägt, dann kannst du bestimmt sehr gut damit umgehen, dass du mit den LEY-Ideen beim Essen im Restaurant oder bei Freunden „anders als andere" bist. Das macht dir wahrscheinlich sogar Spaß.

Gesunde Ernährung und das Lebensmotiv Ordnung

Das Lebensmotiv Ordnung ist in deinem Profil stark ausgeprägt? Dann wirst du wahrscheinlich viel Freude daran haben, deine Mahlzeiten gut zu planen. Es fällt dir einfacher, an einer Methode dran zu bleiben, wenn du sie entsprechend strukturieren kannst, so auch beim Essen. Ob Du das mit LEY oder einer anderen Ernährungs-Methode tun würdest, ist dabei für dein Ordnungsmotiv erst einmal zweitrangig. Aber ich empfehle natürlich es mit LEY zu tun.
Wenn das Lebensmotiv Ordnung bei dir sehr niedrig ist, eignet sich ein flexibler Speiseplan – und auch in diese Richtung passt LEY hervorragend. Die Snack-Ideen zeigen zum Beispiel, dass der LEY-Speiseplan maximal flexibel und unkompliziert ist.

Gesunde Ernährung und das Lebensmotiv Sparen und Sammeln

Du sparst gern? Dieser Leidenschaft wird bei der LEY-Ernährung entsprochen, denn dein Speiseplan darf zu einem großen Teil auf heimischen Gemüsesorten der Saison basieren, die es dann entsprechend der Jahreszeiten ja auch günstig gibt.
Sammelleidenschaft ist dir fremd? Dann wird es dich freuen, dass du dich gesund ernähren kannst, ohne dir aufwändige Rezepte und großes Zubehör anzuschaffen. LEY funktioniert nämlich genau so einfach oder kompliziert, wie man es gern möchte.

Gesunde Ernährung und das Lebensmotiv Ehre

Ist das Lebensmotiv Ehre in deinem Profil stark ausgeprägt, wird es dir leicht fallen, deine neuen Ernährungsregeln einzuhalten. Die LEY-Methode basiert auf wenigen sehr klaren Regeln, die dir eine gute Orientierungsgrundlage bieten.
Ist dieses Lebensmotiv in deinem Profil eher niedrig ausgeprägt, dann entspricht dir wahrscheinlich die Freiheit, die das LEY-Konzept dir bietet: Es gibt wirklich nur wenige Regeln! Wenn du diese nach deinen Ideen frei interpretierst, fällt es dir sicher leicht, bei der Stange zu bleiben!

Gesunde Ernährung und das Lebensmotiv Idealismus

Mit einem hohen Idealismus-Motiv bist du bestimmt ein begeisterter Botschafter der LEY-Idee: Gern erzählst du anderen davon, um sie auch für eine gesunde Ernährung zu gewinnen, es macht dir auch Spaß, für andere zu kochen und sie selbstlos zu beraten.
Ist dieses Motiv in deinem Profil eher niedrig ausgeprägt, reicht es dir, dass du jetzt weißt, wie du dein eigenes Leben verändern kannst, ohne dass du das Bedürfnis hast, die Welt zu bekehren.

Gesunde Ernährung und das Lebensmotiv Beziehung

Das Lebensmotiv Beziehung ist dir wichtig? Dann gefällt es dir auch beim Thema Essen, wenn andere deine Einstellung teilen und du in der Gruppe genießen kannst. Vielleicht wirst du zum LEY-Botschafter in deinem Freundeskreis, denn wahrscheinlich kannst du andere auch gut von deinen Ideen überzeugen und deine Begeisterung mit Charme und Einfühlungsvermögen unter die Leute bringen.
Falls das Beziehungsmotiv in deinem Profil niedrig ausgeprägt ist, fühlst du dich wahrscheinlich auch beim Essen allein besonders wohl. Deine Entscheidung für LEY hängt dann nicht so stark mit anderen Menschen zusammen. Du ernährst dich einfach so, wie du es tust, weil du selbst davon überzeugt bist, dass es gesund ist.

Gesunde Ernährung und das Lebensmotiv Familie

Ist dein Lebensmotiv Familie stark ausgeprägt, sind die Mahlzeiten wahrscheinlich sehr wesentlich für dich: Gemeinsames Essen ist ein wichtiger Punkt im Familienleben. Für dich ist es ideal, wenn du in der Familie deine Ernährungsideen gemeinsam mit den Menschen umsetzen kannst, die dir am wichtigsten sind.
Ist dieses Lebensmotiv bei dir niedrig ausgeprägt? Dann kommst du sicher sehr gut damit zurecht, wenn dein Partner oder deine Familie sich für LEY beziehungsweise für das Thema gesunde Ernährung nicht so sehr interessieren.

Gesunde Ernährung und das Lebensmotiv Status

Wenn das Lebensmotiv Status in deinem Profil stark ausgeprägt ist, genießt du es bestimmt, in In-Lokale zu gehen, neue „angesagte“ Sachen auszuprobieren. Ein delikates Steak oder leckere Gambas passen auf deinen Speiseplan – und zu deinem Image.
Status interessiert dich gar nicht? Dann wirst du deine gesunden Ernährungsideen umsetzen können, ohne dir Gedanken darüber zu machen, was andere darüber denken.

Gesunde Ernährung und das Lebensmotiv Rache und Kampf

Ein hohes Rache-Kampf-Motiv findet sich in deinem Profil? Dann macht es dir wahrscheinlich Spaß, auch beim Kochen und Umsetzen neuer Rezepte in einen Wettkampf zu gehen – ob nun mit deinem Partner oder guten Freunden: Wer bringt Gesundes besonders lecker auf den Tisch? Das sind Wettkämpfe, die dich reizen.
Wenn dieses Motiv niedrig ausgeprägt ist, brauchst du diese Auseinandersetzungen nicht, sondern du findest es viel schöner, gemeinsam mit anderen entspannt Gesundes zu genießen.

Gesunde Ernährung und das Lebensmotiv Eros

Wenn das Lebensmotiv Eros in deinem Profil sehr hoch ist, findest du es zum einen toll, dass eine gesunde Ernährung deinem Körper gut tut, und das wird man auch sehen! Auch andere Aspekte – wie ein schön gedeckter Tisch und eine entsprechende Umgebung – werden deinen gesunden Essgenuss deutlich erhöhen.
Das Motiv Eros ist niedrig ausgeprägt und du bist eher der Asket? Dann kannst du deine gesunde Ernährung an diesen Lebensstil anpassen, denn LEY bietet unkomplizierte Rezepte, die auch ohne jeden „Schnickschnack“ funktionieren.

Gesunde Ernährung und das Lebensmotiv Essen

Ist dieses Motiv sehr stark ausgeprägt, interessiert dich das Thema Essen sowieso. Noch mehr, wenn du dabei wirklich auch kulinarisch auf deine Kosten kommst. LEY kasteit dich nicht, sondern bietet die geeignete Grundlage, mit wenig Aufwand viele schöne, schmackhafte, interessante Rezepte zu kreieren.
Wenn das Motiv Essen in deinem Profil nur schwach ausgeprägt ist, kommt dir wieder der Aspekt entgegen, dass die LEY-Grundlagen an sich einfach sind und du dich ebenso gut sehr simpel ernähren kannst, ohne dich mit vielen Details um die Nahrungsaufnahme auseinanderzusetzen.

Gesunde Ernährung und das Lebensmotiv Körperliche Aktivität

Dieses Lebensmotiv ist sehr hoch in deinem Profil? Dir schmeckt das Essen am besten nach einer ordentlichen Bewegungseinheit. Und wenn du dir dessen bewusst bist, dass dich deine gesunde Ernährung auch körperlich leistungsfähiger macht, wird dir das Thema Ernährung besonders viel Spaß machen!
Ist dieses Motiv nur schwach ausgeprägt, genießt du die Ruhe mehr als die Bewegung. Beim Essen eine gemütliche Atmosphäre zu haben, gefällt dir.

Gesunde Ernährung und das Lebensmotiv Emotionale Ruhe

Wenn dir das Motiv Emotionale Ruhe sehr wichtig ist, spielen beim Essen eine entspannte, harmonische Atmosphäre und geregelte Essenszeiten eine große Rolle für dein Wohlbefinden. Falls das Lebensmotiv emotionale Ruhe in deinem Profil niedrig ist, bist du eher spontan. Die Mahlzeiten dürfen gern mal an wechselnden Orten stattfinden oder der Koch kann mit überraschenden Rezeptideen aufwarten – so macht dir auch das Essen Spaß!

Das Wichtigste aus diesem Kapitel auf einen Blick

Gesunde Ernährung nach der LEY-Methode

Fett darf sein, nur das richtige Fett! Das ist eine der frohen Botschaften, die die LEY-Methode bereithält. Deine Nahrung sollte zu 50 Prozent aus Fett, zu 30 Prozent aus Eiweiß und zu 20 Prozent aus Kohlenhydraten bestehen. Beim Fett sollen die ungesättigten Fettsäuren ganz vorn dabei sein.

Tipps und Ideen für die erfolgreiche Ernährungsumstellung

Du findest in diesem Kapitel auch Hintergrundwissen, etwa zu Fetten in der Nahrung. Ich habe dir außerdem geeignete Lebensmittel für deine gesunde Ernährung sowie einige unkomplizierte Snacks zusammengestellt. Und schließlich gibt es auch noch Strategien, mit denen du das Thema Ernährung erfolgreich mit deiner Motivstruktur in Einklang bringen kannst.

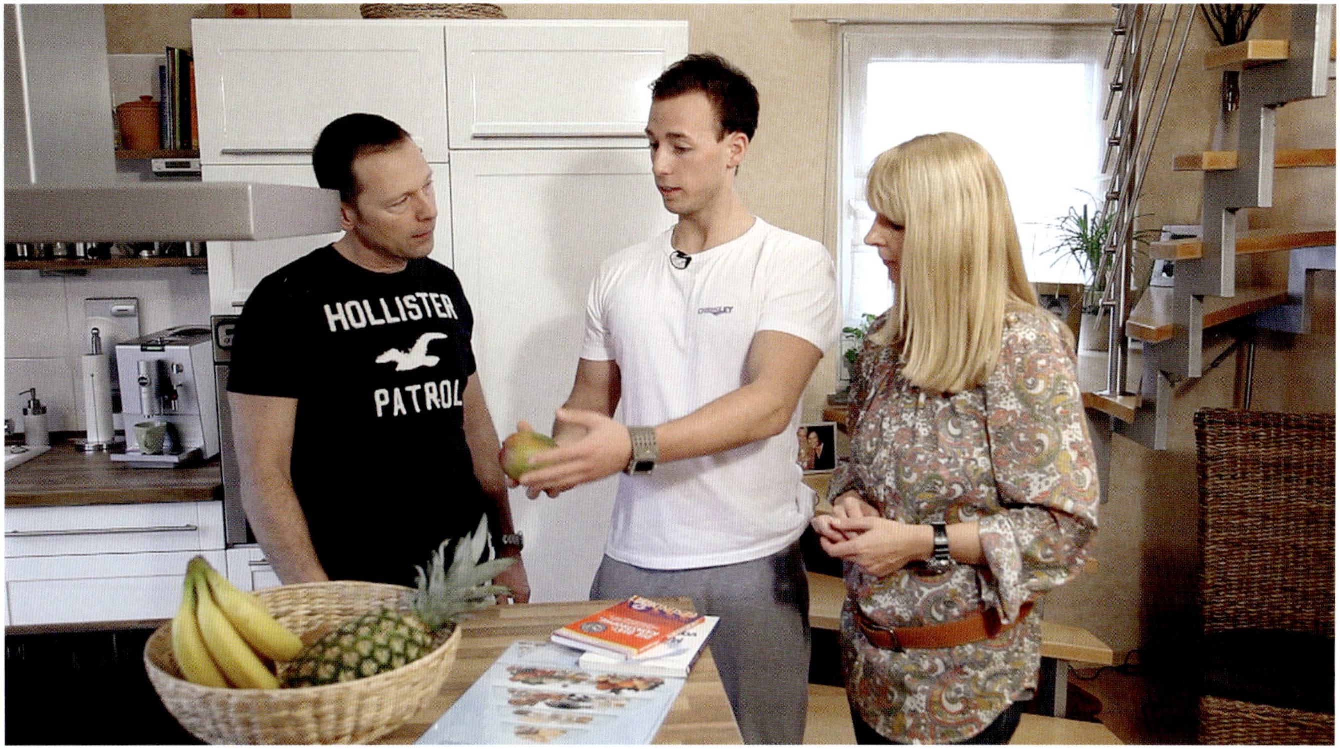

Ernährungsberatung mit Chris Ley

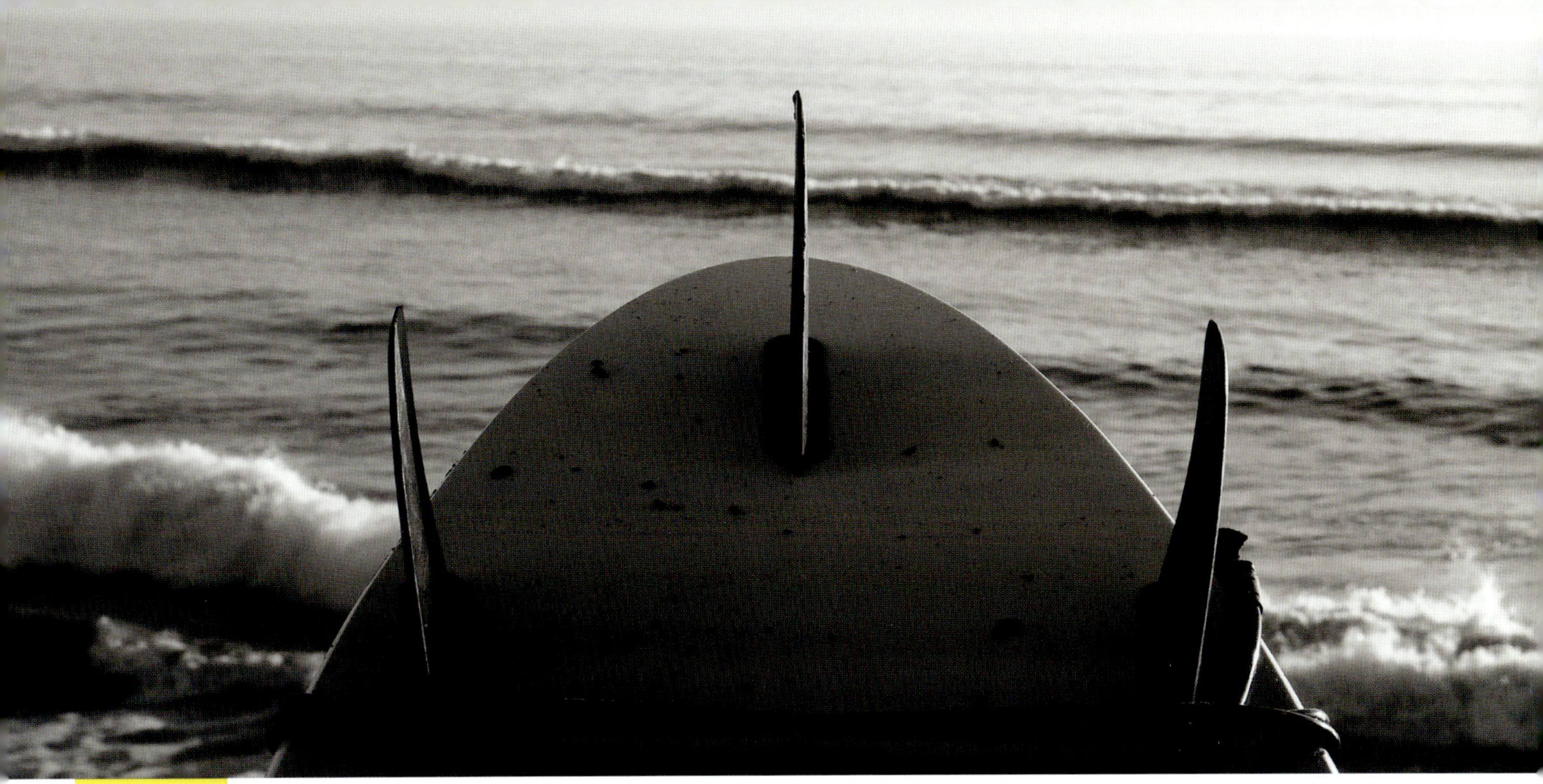

Kapitel 5

Finde deine Welle – der passende Lifestyle für dich

Sobald du Bewegung und gesunder Ernährung in deinem Alltag einen höheren Stellenwert einräumst, wird sich auch dein Lifestyle insgesamt verändern. Du wirst wahrscheinlich aktiver leben, deine Freizeit bewusster planen, Interessen werden sich verlagern – und vielleicht gibt es jetzt auch neue Gefährten, die deine sportlichen Interessen teilen. Wichtig ist immer, dass du beim Training und im Leben insgesamt genau in dem Bereich bleibst, in dem du genug Herausforderungen, aber ebenso auch ausreichend Ruhe hast – also einen ausbalancierten Lebensstil findest, der dich glücklich und zufrieden macht.

5.1 Und wie lebst du?

Fangen wir einmal bei mir selbst an: Neben den üblichen Basistechniken vermittle ich in meinen Coachings gleich zu Beginn auch wichtige Regeln. Surfen und Regeln – das passt vielleicht auf den ersten Blick gar nicht zusammen. Doch wie jeder Sport, ja, wie alles im Leben, braucht auch das Surfen Regeln für ein Miteinander. Hier spielen Rücksichtnahme und gegenseitiger Respekt eine große Rolle. Ja, und dann gibt es beim Surfen natürlich auch noch das, was die Wellen vorschreiben.
Bevor wir also über Lifestyle reden, möchte ich gern einen kleinen Umweg über die Surfer-Regeln nehmen. Denn die repräsentieren schon viel von dem, um was es im Leben ansonsten auch geht, etwa um die richtige Balance zwischen Freiheit und Rücksichtnahme.

5.2 Was du von Surfern lernen kannst

Freiheit, Anarchie, Wagemut – das sind wahrscheinlich die ersten Ideen, die einem zum Thema Wellenreiten durch den Kopf schießen. Aber gleichzeitig geht es dabei auch um Regeln. Wer die Vorfahrt hat, wie du mit deinem Board umgehst, wenn eine Welle dich herumwirbelt, worauf du achten und auf was du gefasst sein musst, wenn ein anderer Surfer deinen Weg kreuzt... Wellenreiten ist bestimmt von dem Gegensatz zwischen Freiheit und Disziplin.
Die wichtigsten Regeln betreffen also die gegenseitige Rücksichtnahme. Wichtig ist neben der Bereitschaft für seine eigene Welle zu leben und alles zu geben eben auch, seinen Nachbarn nicht daran zu hindern das gleiche zu tun. Dieses Prinzip des „leben und leben lassen" erfordert neben Toleranz und Respekt auch aktive Umsicht. Und dabei bietet – nicht nur für Anfänger – das Meer selbst schon genug Herausforderungen! Es lehrt dich Demut, Geduld und Pragmatismus, denn du musst die Wellen nehmen, wie sie kommen und genau damit umgehen. Dabei entwickelst du Fähigkeiten, die du in anderen Lebensbereichen sicher gut gebrauchen kannst (innerhalb des nächsten Projekts in der Firma, bei einem Kundengespräch, im Streit mit deinem Partner...).
Dazu kommt noch, dass das Meer sich ständig verändert: Wetter und Gezeiten verwandeln Wellen und Strömungen, ja die gesamte Situation! Felsen, die du eben noch sehen konntest, sind kurz darauf schon unter der Wasseroberfläche verborgen. Und du musst dich immer wieder neu auf diese

Bedingungen einstellen – kein Strand wird dir jemals restlos bekannt sein! Verstehst du nun, was das alles mit deinem Lifestyle zu tun hat?

Leben im Gleichgewicht

Ganz klar: Gesund zu leben, das bedeutet mehr als nur ein bisschen Sport zu treiben und sich richtig zu ernähren.
Es bedeutet eine Balance zwischen Anspannung und Erholung. Den schmalen Grat zwischen Langeweile und Überforderung immer wieder zu finden, und zwar nicht nur beim Sport, sondern auch beim Arbeiten, in deinen Beziehungen, in jeder Lebensphase wieder neu. Es bedeutet ein Leben in genau dem Bereich zu führen, in dem du ausreichend gefordert bist, dich dadurch immer weiter entwickelst, in dem es aber auch Raum für Ruhe und Entspannung gibt. Denn nur so entsteht Flow. So gelangst du in genau den Zustand, in dem alles in einem natürlichen Fluss ist.
In Hawaii hat das Surfen eine lange Tradition, und es ist weit mehr als nur ein Sport. „Nalu", wie es dort heißt, bezeichnet zum einen, dass man mit der Welle ans Ufer gleitet. Zum anderen umfasst es aber auch die Idee, dass jeder seinen eigenen Weg finden muss, seine Welle. Seinen eigenen Weg zu surfen. Seinen eigenen Weg zu leben.
Ja: Es gibt Regeln, an denen wir uns alle orientieren, um ein gutes Miteinander zu erreichen. Aber es ist nahezu unmöglich, konkrete Tipps zu geben, die für alle Menschen gleichermaßen gelten, wenn es um das persönliche Glück und den „richtigen" Lifestyle geht. Denn dieser ist für jeden Menschen ein anderer. Wenn dich zum Beispiel vor allem Motive wie „Familie" und „Ehre" leiten, wird dir ein intaktes Familienleben in einem konventionellen Sinne sehr viel bedeuten und du wirst daraus einen großen Teil deiner Kraft schöpfen. Stehen dagegen Themen wie „körperliche Aktivität" und „Kampf und Rache" ganz weit oben, brauchst du die Auseinandersetzung mit gleich starken Gegenspielern, um dich gut zu fühlen und Ausgeglichenheit zu erlangen, du brauchst Bewegung und Aktivität. Nach drei Tagen erzwungenen Nichtstuns wirst du durch die Decke gehen.
An diesen wenigen Beispielen wird schon klar: Jeder muss seinen eigenen Weg finden.

Gut leben – so kann es klappen

Manches kann sehr einfach sein. Wenn es dir beispielsweise gelingt, die folgenden Aspekte in deinem Leben umzusetzen, bist du dem Glück schon ein ganzes Stück näher gekommen.

Leben und leben lassen
Toleranz und Rücksichtnahme sind die Basis für ein Miteinander, das für alle gut ist. Das beginnt damit, dass man es schafft andere „sein zu lassen", auch wenn sie anders sind als man selbst.

Das Leben so annehmen, wie es ist.
Manche Kämpfe lohnen sich. Bei anderen steht von vornherein fest, dass es keine Gewinner geben wird, nur Verlierer. Deshalb ist es immer gut sich vorher darüber klar zu werden, was man erreichen möchte – und auch, was möglich ist. Ein weiser Spruch, der es auf den Punkt bringt: Change it, love it or leave it.

Balance zwischen Entspannung und Herausforderung
Egal, wie aktiv man leben möchte oder wie viele interessante Herausforderungen man gerade unbedingt angehen will: Wichtig ist immer, dass insgesamt ein Gleichgewicht zwischen Phasen der Ruhe und der Aktivität besteht.

Bist du im Gleichgewicht?

Du weißt sicher schon, welche Lebensmotive für dich bestimmend sind. Was glaubst du: Wie wirken deine bestimmenden Lebensmotive momentan in deinem Alltag? Hast du das Gefühl, dass du in deinem Leben derzeit in Einklang mit diesen Motiven lebst? Erreichst du das, was dir tatsächlich wichtig ist, weil es deinen inneren Wünschen entspricht? Oder bist du hauptsächlich damit beschäftigt, die Motive und Ziele anderer Menschen zu bedienen?
Natürlich fordert das Leben immer auch Kompromisse: Niemand wird zu jeder Zeit seines Lebens zu 100 Prozent das leben, was ihm allein wichtig ist. Aber wenn man über längere Zeit vor allem um die Wünsche und Bedürfnisse anderer kreist und seine eigenen Motive auf Dauer nicht befriedigen kann,

dann hat das selbstverständlich Auswirkungen auf die Zufriedenheit und das eigene Glücksgefühl. Nimm dir einmal etwas Zeit, um in dich zu gehen und darüber nachzudenken. Am besten halte schriftlich fest, welche Antworten du auf die folgenden Fragen findest:

- Welche Lebensmotive sind dir besonders wichtig?
- Wie kannst du diese Motive derzeit in deinem Leben ausleben?
- Welche anderen Möglichkeiten gäbe es, diesen Motiven zu entsprechen?
- Was würdest du dafür in deinem Leben verändern – also wozu bist du tatsächlich bereit?
- In welcher Situation bist du derzeit besonders glücklich, was entspricht dir und bereichert dich?
- Wie könntest du diese Situationen häufiger in dein Leben bringen?

Wenn du dich mit diesen Fragen beschäftigt hast, stellst du möglicherweise fest, dass du schon auf einem guten Weg bist, weil vieles in deinem Leben dich bereichert und dir entspricht. Vielleicht bemerkst du auch, dass du an einigen Stellen nur ganz wenig verändern musst, um sehr viel glücklicher zu werden.
Falls du das Gefühl hast, dass es viel Handlungsbedarf gibt und du meinst, dass du die nötige Veränderung nicht allein bewältigen kannst, ist die Suche nach einem guten Coach sinnvoll. Auf der Website zum Buch findest du auch dafür Tipps.

Dein persönlicher Lifestyle

Auf den nächsten Seiten findest du nun noch mehr Ideen, wie du dein Wissen über die Lebensmotive umsetzen kannst, um ein zufriedenes, aktives Leben zu führen. Viel Spaß beim Ausprobieren!
Zu jedem Lebensmotiv findest du einen Tipp, der dich darin unterstützen soll, deine bestimmenden Motive erfolgreich zu leben. Ganz wichtig – egal in welchem Motivbereich – ist immer, sich das Phänomen von Fremd- und Selbstwahrnehmung klar zu machen. Grundsätzlich kannst du immer, wenn es Missverständnisse oder eigenartige Situationen gibt, die mit Vorurteilen oder „sicheren eigenen

Meinungen" zu tun haben, folgendes probieren: Versuche dich mit den Augen eines Menschen zu sehen, der ganz anders tickt als du. Wenn dir Ordnung sehr wichtig ist, schau mit den Augen eines „Chaoten" auf dein Tun. Bist du selbst eher der Chaot, versuche, dich mit dem Blick des Perfektionisten zu sehen. Und zwar ohne zu verurteilen, eher etwas belustigt. Dieser etwas ironische Blick auf sich selbst hilft oft zwischenmenschliche Aktionen viel angenehmer zu gestalten.
Lebe deine Motive aus, denn nur so kannst du in einen „Lebensflow" kommen, einen Zustand, in dem es dir mit dir selbst gut geht. Aber bleibe dabei immer sensibel dafür, dass die anderen Menschen dieses Recht ebenfalls haben. Und sie haben das Recht, ganz anders auf die Suche nach dem Glück zu gehen, als du es tust, und ihr Glück auch in ganz anderen Zielen zu finden.

Lifestyle und das Lebensmotiv Macht

Bei einem starken Macht-Motiv entspricht dir alles, was du in irgendeiner Form selbst in der Hand behalten kannst. Verantwortungsbewusstsein ist gut, aber versuche ruhig auch mal, andere ans Ruder zu lassen.
Ist dieses Lebensmotiv bei dir niedrig ausgeprägt, bist du eher ein Teamplayer. Es gefällt dir, dich von anderen inspirieren zu lassen und du orientierst dich gern an Vorbildern, ohne gleich in einen Machtkampf zu verfallen.
TIPP: Finde deine ganz individuelle Balance zwischen den Extremen des „Kontrolleurs" und des „Mitläufers", mit der du glücklich bist, ohne in ein Extrem abzugleiten.

Lifestyle und das Lebensmotiv Unabhängigkeit

Wenn das Motiv Unabhängigkeit dir sehr wichtig ist, scheust du davor zurück, auf andere angewiesen zu sein. Du möchtest am liebsten ganz autark leben, ohne jemandem irgend etwas schuldig zu sein. Energie ziehst du deshalb vor allen aus den Situationen, in denen du dich frei und unabhängig fühlst.
Wenn dir dieses Motiv weniger wichtig ist, genießt du es, Erfahrungen mit anderen Menschen zu

teilen. Eine Art von Einheit mit anderen zu sein, in der Gruppe zu sein, zu geben und zu nehmen, das gefällt dir.
TIPP: Die richtige Balance zwischen einsamem Wolf und Herdenschaf ist wichtig. Auch wenn eine dieser Seiten in dir stark dominiert, wird es dir immer gut tun, ein bisschen vom gegenteiligen Aspekt in dein Leben zu lassen und wahrzunehmen, wie andere Menschen dich sehen.

Lifestyle und das Lebensmotiv Neugier

Wenn dieses Motiv bei dir stark ausgeprägt ist, bist du so etwas wie ein „Wissens-Junkie“. Alles, was es über ein Thema zu erfahren gibt, interessiert dich. Wusstest du, dass Huna, die schamanisch geprägte Naturphilosophie auf Hawaii, auch das Surfen beeinflusst hat? Das klingt ganz sicher spannend für dich. Du kannst durch deine Wissbegier dein Leben stark bereichern, solltest aber unbedingt auch darauf achten, dass du dich nicht zu sehr verzettelst, sondern deine wesentlichen Ziele immer im Auge behältst.
Das Motiv Neugier ist in deinem Profil niedrig ausgeprägt? Dann genügt dir sicher genau das Wissen, was für deinen gesunden Lebensstil, Ernährung und Fitness wichtig ist.
TIPP: Wissbegierige profitieren auch mal von der freiwilligen Selbstbeschränkung, Pragmatische auch davon zu bestimmten Themen „unnützes“ Wissen zu sammeln, einfach nur aus Spaß an der Sache. Beide Typen können einander gegenseitig bereichern, wenn sie es zulassen.

Lifestyle und das Lebensmotiv Anerkennung

Anerkennung ist dir wichtig? Dann ist es für dich sicher auch bereichernd, dir selbst Anerkennung geben zu können. Das lernst du am einfachsten, indem du dich nach eigenen „Bewertungskriterien“ belobigst. Etwa, wenn du dir für deine Fitnesseinheiten Punkte gibst und dich dann bei einer bestimmten Punktzahl belohnst. Dasselbe funktioniert natürlich auch beim gesunden Essen oder in allen Bereichen, in denen du dich selbst gern stärken willst. Wenn du dann eine bestimmte Anzahl Punkte in dem Bereich gesammelt hast, belohnst du dich selbst mit etwas, was du schon immer gern

wolltest, dir aber bisher nicht gegönnt oder auch einfach nicht zugetraut hast.
Wenn dieses Motiv in deinem Profil niedrig ausgeprägt ist, geht es dir nicht so sehr um die Anerkennung anderer, weil dein eigenes Selbstbewusstsein dich trägt.
TIPP: Jeder Mensch orientiert sich ein Stück weit an der Hochachtung anderer Menschen. Wenn du in diesem Motivbereich besonders hohe oder niedrige Werte hast, achte darauf, dass dein Selbstwertgefühl nicht zu stark von der Einschätzung durch andere Menschen abhängt, du aber auch in der Lage bist, auf die Meinung anderer zu deinem Verhalten angemessen zu reagieren, ohne in arrogante Ignoranz abzurutschen.

Lifestyle und das Lebensmotiv Ordnung

Ist das Lebensmotiv Ordnung bei dir sehr stark ausgeprägt? Dann machst du einfach gern Pläne, die du auch unbedingt einhalten möchtest. Daraus ziehst du Kraft und Zufriedenheit in deinem Leben. Dir hilft es grundsätzlich etwas aufzuschreiben oder durchzuplanen, die Umsetzung zum konkreten Handeln ist für dich dann ein Leichtes.
Dein Lebensmotiv Ordnung ist niedrig ausgeprägt? Dann magst du Abwechslung, und die kannst du dir ganz einfach selbst verschaffen: Suche die Abwechslung im Alltag, entdecke neue Wege und probiere ruhig im Sport oder beim Essen, aber auch in allen anderen Lebensbereichen immer Neues aus.
TIPP: Ordnende Struktur oder kreatives Chaos? Versuche bewusst immer wieder einmal die Seite auszuleben, die dir eigentlich fremd ist: dich als Chaot an einen Plan zu halten und den bis zum Ende zu verfolgen. Als Ordnungsfanatiker auch mal Fünfe grade sein zu lassen und zu sehen, was passiert, wenn man flexibler reagiert. Das schärft den Blick für die eigenen Verhaltensweisen und hilft gleichzeitig, sich auch mal in andere hineinzuversetzen.

Lifestyle und das Lebensmotiv Sparen und Sammeln

Du sparst und sammelst gern. Wenn dieses Motiv bei dir stark ausgeprägt ist, fällt es dir schwer Dinge loszulassen oder zu verschwenden. Nachhaltigkeit ist ein Thema, das du wahrscheinlich sehr

wichtig findest. Es macht dich zufrieden, sorgsam mit Vorhandenem umzugehen.
Sammeln und sparen ist in deiner Motivstruktur niedrig ausgeprägt? Das Gute dabei: Du hängst nicht an Materiellem. Du schaffst es, Menschen, Dinge, aber auch Pläne, die nicht funktionieren, loszulassen.
TIPP: Loslassen ist ein wichtiges Lebensthema. Ehrfurcht vor dem, was ist, Achtsamkeit mit Ressourcen, diese Aspekte sind ebenso wichtig. Finde deinen Weg, ohne Geiz und ohne Verschwendung. Nicht immer ist das, was ein Mensch mit einer anderen Motivstruktur tut, schlechter als das, was dich als Lebensmotiv leitet.

Lifestyle und das Lebensmotiv Ehre

Ist das Lebensmotiv Ehre bei dir sehr stark ausgeprägt? Dann ist dir Pflichterfüllung oberstes Gebot. Wichtig ist aber, dass du folgendes nie aus den Augen verlierst: Andere Menschen mögen dich, auch wenn du deinen eigenen hohen Ansprüchen manchmal nicht zu genügen vermagst.
Wenn das Motiv Ehre in deinem Profil eher niedrig ausgeprägt ist, macht dir ein flexibles Leben ohne Verantwortung mehr Spaß. Es lohnt sich dennoch, auch mal auszuprobieren, wie gut es sich anfühlen kann, wenn andere auf einen rechnen und nicht enttäuscht werden.
TIPP: Finde den Weg zwischen pflichtbewusster Prinzipienreiterei und verantwortungsscheuem Egoismus, ohne in eines der Extreme zu verfallen! Auch hier kannst du vor allem davon profitieren, dass du auch mal in die Rolle des anderen schlüpfst und versuchst, dich mit seinen Augen zu sehen – ganz ohne Vorurteile.

Lifestyle und das Lebensmotiv Idealismus

Idealismus ist ein wichtiges Lebensmotiv für dich. Du interessierst dich für soziale, gesellschaftliche Themen. Aus einer ehrenamtlichen Tätigkeit kannst du Freude und Energie schöpfen.
Wenn dieses Motiv in deinem Profil eher niedrig ausgeprägt ist, liegt ein Interesse häufiger bei dir selbst als bei anderen. Ein gewisser Egoismus ist gesund und bringt dich weiter. Es ist aber sicher

auch eine wertvolle Erfahrung, wenn du ab und an erlebst, wie gut es tun kann sich für andere einzusetzen.
TIPP: Wenn dieses Motiv in deinem Profil auffällig hoch oder niedrig ist, solltest du darüber nachdenken, wo sich deine persönliche Balance zwischen Altruismus und Egoismus befindet. Auch dieses Lebensmotiv kann dich in deiner Entwicklung bereichern, wenn du es frei von moralischer Wertung betrachtest.

Lifestyle und das Lebensmotiv Beziehung

Das Lebensmotiv Beziehung ist dir wichtig? Dann hast du den größten Spaß in der Gemeinschaft, allein bist du nicht so gern. Dir fällt es besonders leicht Ziele zu erreichen, wenn du dabei Freunde und Bekannte um dich hast, die deine Träume teilen.
Mit einem niedrig ausgeprägten Lebensmotiv Beziehung fühlst du dich wahrscheinlich allein besonders wohl. Für dich ist es wichtig, genug Ruhe zu haben. Die solltest du dir auch unbedingt gönnen, um ausgeglichen zu bleiben.
TIPP: Ob Partylöwe oder Einzelgänger – immer mal wieder bewusst und auf eigenen Entschluss hin das liebgewordene Gewohnte zu durchbrechen tut gut! Als Beziehungsmensch solltest du auch das Alleinsein hin und wieder ganz geplant in deinem Alltag zulassen, als scheuer Mensch gezielt auch ab und an Kontakte suchen, um einen gesunden Ausgleich zu erzielen. Wenn diese Ausflüge ins Anderssein willentlich geschehen, helfen sie uns nicht in den eigenen Motivstrukturen zu versinken, sondern offen für anderes – und für andere – zu bleiben.

Lifestyle und das Lebensmotiv Familie

Menschen, bei denen das Motiv Familie sehr hoch ausgeprägt ist, lieben ihre Familie und speziell ihre Kinder über alles. Es ist schön aus einer Familiensituation so viel Energie gewinnen zu können! Achte aber auch darauf, dass du selbst und deine Partnerschaft dabei nicht auf der Strecke bleiben: Je glücklicher die Eltern sind, umso besser ist das in der Regel auch für die Kinder!

Wenn dieses Motiv bei dir nur sehr niedrig ausgeprägt ist, entspricht dir ein Leben als Single oder in einer Partnerschaft ohne Kinder möglicherweise besser als das klassische Familienleben.
TIPP: Verantwortung für andere, frei und ungebunden sein - beides hat seinen Reiz. Sorge dafür, dass in deinem Leben immer wieder beide Aspekte eine Rolle spielen können, so gibst du dir die Chance, dich selbst weiterzuentwickeln.

Lifestyle und das Lebensmotiv Status

Ist das Lebensmotiv Status in deinem Profil besonders hoch, so fühlst du dich vor allem angezogen von Menschen und Dingen, die gemeinhin als wichtig, populär und angesagt gelten. Du schätzt Leute auch durchaus nach Statusmerkmalen ein (wie Job, Wohngegend, Bekanntenkreis...). Wichtig ist, dass du dir neue und interessante Bekanntschaften nicht dadurch verbaust, dass du nach dem äußeren Schein urteilst.
Wenn dieses Motiv in deinem Profil sehr niedrig ist, findest du Statussymbole überflüssig. Du schätzt Menschen nach anderen Kriterien ein.
TIPP: Statussymbole beeinflussen uns alle ein Stück weit, egal wie weit wir uns dem entziehen möchten. Es ist gut das zu wissen. Und es kann sehr befreiend sein, sich selbst so weit wie möglich frei von äußeren Symbolen zu machen, da diese vergänglich sind und niemals die Hauptquelle unseres Selbstwertgefühls sein sollten.

Lifestyle und das Lebensmotiv Rache und Kampf

Mit einem starken Rache-Kampf-Motiv genießt du den Wettkampf in jedem Lebensbereich. Das ist gut, weil du so aktiv Bestätigung erfahren kannst. Wichtig ist aber auch zu wissen, dass nicht jeder dir ans Leder will: In vielen Situationen kannst du ganz entspannt bleiben und musst nicht die Krallen ausfahren. Die Energie kannst du dann anderswo einsetzen.
Rache und Kampf sind nicht dein Ding? Das ist völlig in Ordnung. Du solltest aber auch darauf achten, dass du wichtigen Kämpfen nicht aus Angst ausweichst. In bestimmten Lebenssituationen

muss man für sich selbst einstehen und auch mal kämpfen.
TIPP: Es ist interessant sich selbst darin zu schulen, dass man Situationen immer besser einzuschätzen lernt: In welchen Lebenskrisen lohnt der Kampf, in welchen führt ein Miteinander zum Ziel oder ist gar Vergebung angesagt? Ein gutes Gespür dafür zu entwickeln ist für jeden Menschen bereichernd und gut.

Lifestyle und das Lebensmotiv Eros

Wenn das Lebensmotiv Eros in deinem Profil sehr ausgeprägt ist, genießt du Sexualität, aber dir ist auch alles sehr wichtig, was schön ist: Ob das nun Menschen betrifft, Kunstgegenstände oder einfach nur eine schöne Umgebung. Der Vorteil: Dich können Details wie ein sonniger Strand, glitzernde Schneehänge, blühende Mohnblumen oder ein besonders schönes Gemälde richtig froh machen. Wichtig ist aber, dass du im Auge behältst, dass auch Dinge gut und wichtig sein können, die nicht äußerlich schön sind.
Bei einem niedrigen Eros-Motiv sind dir Sexualität, Erotik, aber auch Kunst und äußere Schönheit nicht so wichtig. Das kann zum einen den Blick auf innere Werte schärfen, du solltest aber darauf achten, nicht in „Lustfeindlichkeit" abzustürzen – nicht alles, was äußerlich schön ist, ist auch gleichzeitig oberflächlich.
TIPP: Erkunde deinen persönlichen Weg zwischen den beiden Extremen von Oberflächlichkeit und verleugnender Askese. Wenn du mit diesem Thema bewusst umgehst, wird es dir gelingen, äußere und innere Schönheit zu sehen und daraus Glück und Zufriedenheit zu schöpfen.

Lifestyle und das Lebensmotiv Essen

Menschen mit einem stark ausgeprägten Lebensmotiv Essen beschäftigen sich gern mit allem rund um das Thema Ernährung. Es ist gut, wenn du diese Begeisterung dafür nutzen kannst, dich wirklich gesund und ausgewogen zu ernähren.
Ist dieses Motiv eher niedrig ausgeprägt, interessiert dich die Nahrungsaufnahme nicht so sonder-

lich. Du kannst dieses Thema aber positiv besetzen, indem du es damit verbindest, dass du andere Motive befriedigst, die dir sehr wichtig sind: Bist du beispielsweise ein Beziehungsmensch, kochst und isst du vielleicht lieber gemeinsam mit anderen als allein.
TIPP: Ernährung ist ein wichtiger Bestandteil des Lebens, da Essen für uns alle zwingend nötig ist. Auch in diesem Motivbereich kann es spannend sein, die „Gegenseite" zu erkunden: Was mag ein Genießer so am Essen? Welche Motive sind dem Asketen vielleicht wichtiger? Seine eigenen Motive und die der anderen besser kennenzulernen macht das Miteinander spannend und gleichzeitig auch viel schöner, weil man lernt einander in seinem Anderssein zu akzeptieren.

Der perfekte Lifestyle und das Lebensmotiv Körperliche Aktivität

Wenn dieses Motiv bei dir stark ausgeprägt ist, magst du einen aktiven Lifestyle. Du gehst körperlich gern an deine Grenzen. Achte immer auch für ausreichend Entspannung in deinem Leben.
Ist dieses Motiv in deinem Profil niedrig ausgeprägt, magst du es vor allem geruhsam. Körperlich aktiv zu sein ist dennoch für jeden Menschen wichtig. Das kannst du aber mit Gemütlichkeit verbinden und sehr stressfrei gestalten, indem du beispielsweise am Wochenende mit Familie oder Freunden entspannt wandern gehst. Du kannst auch deine sonstigen Interessen mit Bewegung verbinden, etwa ein, zwei U-Bahnstationen zu Fuß gehen, statt bis direkt vors Museum zu fahren oder dich mal zu einer abendlichen Runde Federball oder Fußball mit deinen Kindern aufraffen.
TIPP: Aktivität ist ein wesentlicher Bestandteil im Leben und unbedingt nötig, wenn man gesund und ausgeglichen bleiben will. Finde das Maß an Betriebsamkeit, das dir individuell entspricht, indem du immer wieder genau hinschaust, wie viel Bewegung dir gut tut. Ob Fitness-Junkie oder Couch-Potato: Der selbstironische Blick auf sich selbst hilft, sich und andere nachsichtiger einzuschätzen und auch andere Sichtweisen zu akzeptieren.

Der perfekte Lifestyle und das Lebensmotiv Emotionale Ruhe

Wenn dieses Motiv für dich sehr wichtig ist, möchtest du sichere, feste Strukturen in deinem Leben. Chaos ängstigt dich. Wirklich ausgeglichen fühlst du dich, wenn alles seinen geregelten Gang geht. Daher ist es gut, wenn du in verschiedenen Lebensbereichen möglichst viel Klarheit und Struktur findest.

Ist das Motiv emotionale Ruhe in deinem Profil nur schwach ausgeprägt, wirst du die Abwechslung lieben. So sehr du von abenteuerlicher Spontaneität profitierst: Achte bitte auch darauf, dass du ab und an Sicherheit und Ruhe genießen kannst.

TIPP: Gerade bei der Freizeit- und Urlaubsplanung kannst du mal etwas ausprobieren, was du sonst vielleicht nicht versuchst: Wenn du eher der geordnete Sicherheitsliebhaber bist, überraschst du dich selbst damit, dass ein spontaner Wochenendtrip dein Leben bunt machen kann. Bist du eher der Abenteurer, erfährst du vielleicht an einem entspannten Wochenende ohne jede aufregenden Extras, dass auch der normale Alltag abenteuerlich sein kann.

Das Wichtigste aus diesem Kapitel auf einen Blick

Das eigene Gleichgewicht finden

Leben und leben lassen: Toleranz und Rücksichtnahme bringen uns miteinander weiter.

Das Leben so annehmen, wie es ist: Change it, love it or leave it.

Balance zwischen Entspannung und Herausforderung finden.

Dein Lifestyle und die verschiedenen Lebensmotive

In diesem Kapitel gebe ich dir noch einige Tipps, wie du deine Lebensmotive innerhalb deines Alltags leben kannst, um ein glückliches, erfülltes Leben zu führen.

Schlusswort

Intensiv leben und das Dasein genießen wie einen sonnigen Tag am Meer, nach dem man erschöpft und glücklich einschläft... Viele erträumen sich solch ein Leben.
Du hast jetzt erfahren, wie du diesen Traum in die Tat umsetzen kannst: im Flow das Leben genießen und dabei die Ziele erreichen, die dir wichtig sind. Sei es das Ziel, dich sportlich, leistungsfähig und gesund zu halten, abzunehmen oder optimale Leistung zu erbringen, Beziehungen erfolgreich zu gestalten – kurz: deine individuellen Pläne im beruflichen, privaten und sportlichen Bereich umzusetzen...
Das Surfen zeigt dir, wie du das bewusste Erleben des gegenwärtigen Moments schulen kannst. Genau hier und jetzt findet die Auseinandersetzung mit dem Element Wasser statt: Geduldig wartet der Surfer auf die geeignete Welle, um sie dann vollkommen zu erfahren. Eine Lektion für dein Leben: Gelegenheiten erfassen, in dem Moment, in dem sie sich bieten. Andere Möglichkeiten ganz bewusst nicht ergreifen. Die eigene Welle finden, auf der man reitet. Dieser perfekte Zustand ist erreicht, wenn Körper und Geist im Flow sind.
Du hast jetzt deine eigenen Ziele, die persönliche Motivation und den entsprechenden Weg dorthin erkannt. Dieser Weg lässt dich dauerhaft im Flow-Bereich und zum Ziel surfen, anstatt dich vorwärts zu quälen!
Mit dem Trainingsprogramm trainierst du deinen Körper mit Kraft- und Ausdauer-Workouts für alle Höhen und Tiefen deiner Welle. Lass dich von Tiefs nicht zurückschlagen, danach kommt immer die nächste Welle und das nächste Hoch. Der Weg dorthin führt über die Balance zwischen Anspruch und Entspannung.
Die LEY-Ernährungsmethode empfehle ich nicht als Diät, sondern als eine Ernährungsmethode, die dauerhaft in dein Leben integriert werden sollte, damit du fit, gesund und schlank bleibst – oder wirst. - Halte dich an deine inneren Antreiber und bleibe dauerhaft in einem ausgewogenen Lebensstil, um im Flow und im Gleichgewicht zu sein. Ich habe dir Ideen gegeben, wie man einen ausgeglichenen, gesunden Lebensstil mit seiner persönlichen Motivstruktur in Einklang bringt. Du merkst es, sobald du deine Motive gefunden hast, ist es leicht erfolgreich, fit und motiviert auf der Welle deines Lebens zu reiten.

Danksagung

Was wäre der perfekte Tag am Meer ohne Freunde, mit denen wir ihn teilen könnten?
Genau das ist der Grund, weshalb wir große Wellen nur im Team wirklich erfolgreich reiten können.
Ich bedanke mich für die Unterstützung meines Teams und bei allen Menschen die mir in der Zeit der Realisierung dieses Buches Vertrauen, Zeit, Stärke, Verständnis und Liebe geschenkt haben.
Ganz besonders soll meinem Team der Supporter an dieser Stelle gedankt werden.
Mit eurer Unterstützung seid ihr jetzt Teil meines Erfolgsteams und sollt ein Stück auf meiner Welle mit reiten können.

Dirk Opländer Bau-Ing. GmbH	Dirk Opländer
rigterink Freiflächeninstalthaltung	Familie Rigterink
baleari lebendiges Wasser – vitale Energie	Asmita Ulfig
ilife international	Anne Schoettes
Susanne Siekmeier Büroorganisation	Susanne Siekmeier
BNI Chapter Dombau (Köln)	alle Mitglieder
PE Systemtraining	Frank Garreis
sic! Business + Life Coaching	Sonja Chinwuba
Computerzeit Kleinsorg & Pferrer OhG	Michael Pferrer
JOMA Immobilien GmbH	Joachim Mattern
Invita-Aktiv	Axel Fraikin
job e.K.	Peter van der Biezen
avitaria Jobservice & Berufsvermittler	Corinna Winkler
Rheinischen Hausjuwelen	Walter Grosser
Wilczek Gärten GmbH	Manfred Wilczek
Qnigge GmbH - Freude an Qualität	Hannelore & Markus Weidner
Rheingold Immobilien GmbH	Jaap Westermann
Pegasus-Apotheke H.W.Huth	Helga Wolff
wellbo GmbH & Co. KG	Kai Didier

2goldfisch	Ralf Martens
SOLUT Financial Consulting AG	Georg Meyer
SOLUT Financial Consulting AG	Andreas Fuchs
SOLUT Financial Consulting AG	Klaus Körner
Reiss Motivation Profile Switzerland GmbH	Daniele Gianella
domstadt.tv GmbH	Guido Breunung
Kleiner Recycling Köln GmbH	Siegfried Raschdorf
Praxis für Gesundheit und Schönheit	Birgit Pries
Fliesen Hiersemann	Marcus Hiersemann
The Sports Social Media Group	Adrian Segal
Remscheid Verkaufstraining	Silke Remscheid
Pianist & Künstler	Thomas Mika
Indoboard Germany	Jörg Pontow
TOP Büromöbel	Stefan Dreetz
Junited Autoglas Colonia GmbH	Ralf Nahrendorf

Wichtige weiterführende Links

Ernährungspläne:	www.fitness-training-koeln.de	Chris Ley
Fotos:	www.photoandface.com	Karsten Hilse
Fitnessübungen:	gmy.wellbo.de	wellbo
Balance Trainer:	www.IndoBoard.de	Jörg Pontow
Thema Wasser:	www.balear.de	Asmita Ulfig
Webseite:	www.chris-ley.de	Chris Ley

Literatur

Allport, G. W. (1950): The individual and his religion. New York, Macmillan.

Boltersdorf, P.; Delnoy, J. J.M.& Staller, T. (2009): in Steven Reiss Wer bin ich und was will ich wirklich?, Redline Verlag.

Boltersdorf, P.; Delnoy, J. J.M.& Staller, T. (2012): http://reissprofile.eu/methode (abgerufen 18.03.2012).

Brand, M.; Ion, F.(2009): 30 Minuten für mehr Work-Life-Balance durch die 16 Lebensmotive, Gabal Verlag.

Clifford Opoku-Afari, Nicolai Worm, Heike Lemberger (2009): Mehr vom Sport. Low-Carb und LOGI in der Sporternährung; Systemed Verlag.

Clifford Opoku-Afari (2006): Die Diät-Katastrophe. Über das Kohlenhydrat-Kartell, süße Machenschaften und Wege aus dem Diäten-dschungel; Systemed Verlag.

Dykens, E.M. & Risener, B.A. (1999): Redefining behavior phenotypes: Personality-motivation in Williams and Prader-Willi Syndromes. American Journal of Mental Retardation.

Finkenberg, M. E., & Moode, F. M. (1996). College students‘ perceptions of the purposes of sports: Perceptual and Motor Skills Vol 82(1) Feb 1996, S.19-22.

Franca Mangiameli, Nicolai Worm (2007): LOGI-Guide: Tabellen mit über 500 Lebensmitteln bewertet nach ihren Glykämischen Index und ihrer Glykämischen Last; Systemed.

Frithjof Gauss (2009): Wellenreiten: Vom Weißwasser bis zur grünen Welle; Delius Klasing Verlag.

Havercamp, S. & Reiss, S. (2003). A comprehensive assessment of human strivings: Test-retest reliability and validity of the Reiss Profile. In: Journal of Personality Assessment, 81.

Heckhausen, H. (1989): Motivation und Handeln 2. Auflage. Heidelberg Springer Verlag.
James, W. (1887): What is an Instinct?: God's beneficence endows them, first of all, with a nervous system; and, turning our attention to this, makes instinct immediately appear neither more nor less wonderful than all the other facts of life. Scribner's Magazine, Band 1, S. 356.

Martindale, E.; Devil, A. & Vyse, S. (1990): Participation in college sports: motivational differences, Perceptual and Mototr Skills, 71, S. 1139-1150.

Maslow, A.H. (1954): Motivation and Personality. New York: Harper & Row.

McDougall, W. (1921): An Introduction to Social Psychology, Boston: John W. Luce & Co.

Murray, H. (1943): Manual of the Thematic Apperception Test, Cambridge, MA: Harvard University Press.

Nicolai Worm (2009): LOGI-Methode: Glücklich und schlank; Systemed Verlag.

Reiss, S. & Havercamp, S. M. (1998): Toward a comprehensive assessment of fundamental motivation: Factor structure of the Reiss Profile. Psychological Assessment 10.

Reiss, S. (1999): The sensitivity theory of aberrant motivation. In: S. Taylor (Ed.): Anxiety sensitivity. Mahwah, NJ: Erlbaum.

Reiss, S. (2000a): Who am I. The 16 basic desires that motivate our actions and define our personalities. New York: Tarcher/Putnam.

Reiss, S. (2000b): Why people turn to religion. Journal for the Scientific Study of Religion 39.

Reiss, S. (2004): The Reiss profile of fundamental goals and motivational sensitivities. Examiner and technical manual (version 2.1). Columbus: Ohio State University.

Reiss, S. (2008): The normal personality. New York: Cambridge University Press.

Reiss, S.; Wiltz, J. & Sherman, M. (2001): Trait motivational correlates of athleticism. Personality and Individual Differences, 30, S. 1139-1145.

Reyss , A. & Birkhahn, T. (2009): Kraftquellen des Erfolgs , Mankau Verlag GmbH.

Der Autor

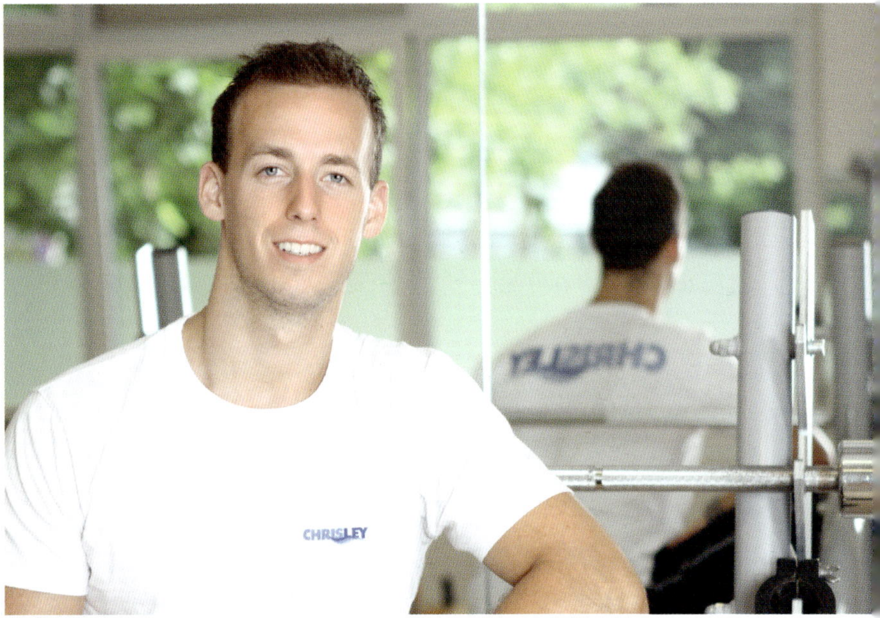

Chris ist Fitnessexperte. Er ist Inhaber der Firma CHRISLEY Personal Training und Begründer der LEY-Methode. Als Trainer, Coach und Speaker führt Ley seine Kunden unter dem Motto „Erfolgreich auf der Welle deines Lebens!" zu sportlichen und beruflichen Höchstleistungen.

Er studierte Sport an der Deutschen Sporthochschule Köln sowie Theologie und Mathematik an der Universität zu Köln. Seine Ausbildung zum Ernährungsberater und Personal Trainer erhielt er an der Deutschen Trainer Akademie. Chris Leys sportliche Leidenschaft ist das Surfen.

Besuch ihn doch einfach einmal auf seiner Facebook-Seite. Hier gibt es reichlich Tipps für dein Training und Infos zu seinen Aktivitäten.

https://www.facebook.com/#!/PersonalTrainerChrisLey

GUTSCHEIN

WERT 50,00€

Gutscheine sind vom Umtausch ausgeschlossen. Einzulösen bis zu einem Jahr ab Buchkauf.

Mit freundlicher Empfehlung von

Chris Ley